AF458962

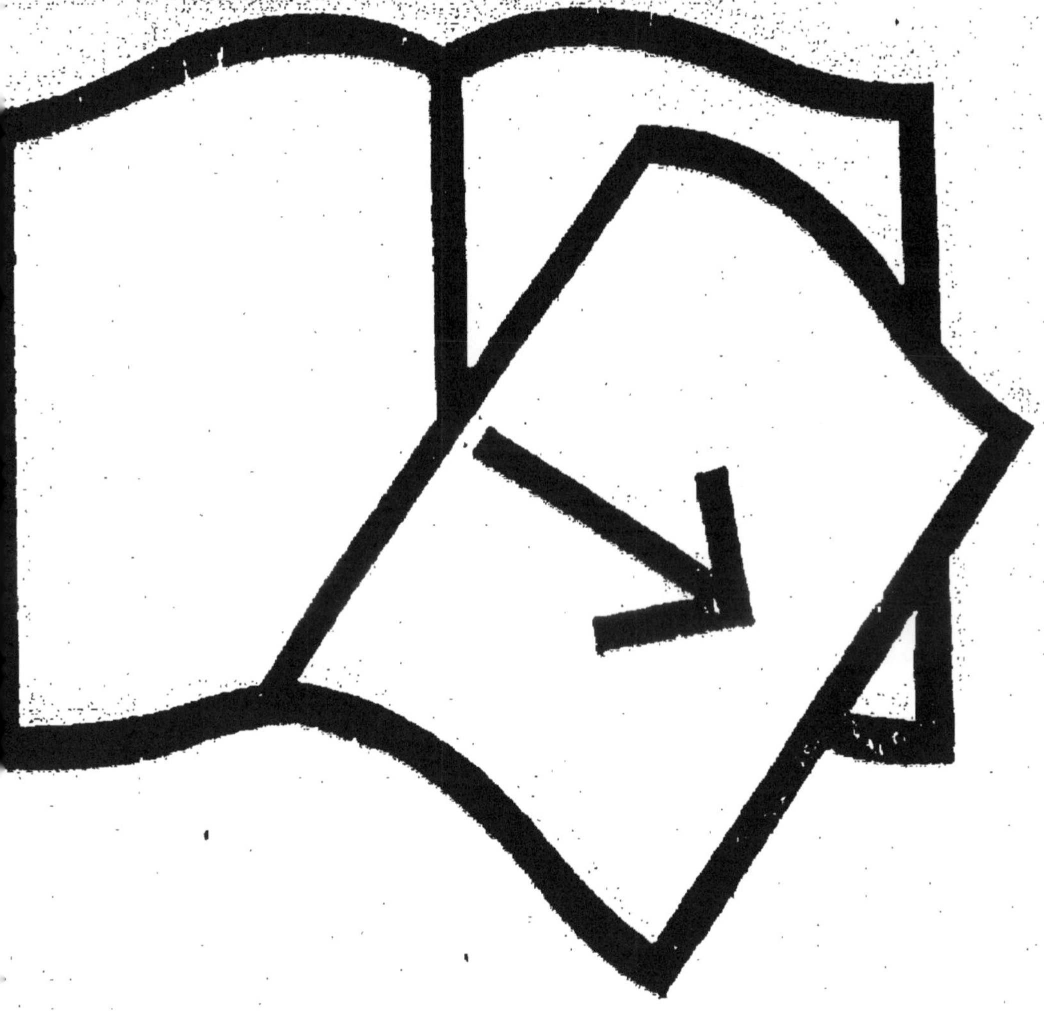

BIBLIOTHÈQUE

DE

THÉRAPEUTIQUE MÉDICALE

ET CHIRURGICALE

PUBLIÉE SOUS LA DIRECTION DE MM.

DUJARDIN-BEAUMETZ
Membre de l'Académie de Médecine
Médecin de l'Hôpital Cochin
etc.

O. TERRILLON
Professeur agrégé à la Faculté de Médecine de Paris
Chirurgien de la Salpêtrière

PARTIE MÉDICALE

Art de formuler. 1 volume, par Dujardin-Beaumetz.

Thérapeutique des maladies du cœur et de l'aorte. 1 volume, par E. Barié, médecin de l'hôpital Tenon.

Thérapeutique des maladies des organes respiratoires. 1 volume, par H. Barth, médecin de l'hôpital Broussais.

Thérapeutique de la tuberculose. 1 volume, par H. Barth, médecin de l'hôpital Broussais.

Thérapeutique des maladies de l'estomac et de l'intestin. 1 volume, par A. Mathieu, médecin des hôpitaux.

Thérapeutique des maladies du foie. 1 volume, par L. Galliard, médecin des hôpitaux.

Thérapeutique des maladies de la peau. 2 volumes, par G. Thibierge, médecin des hôpitaux.

Thérapeutique des maladies du rein. 1 volume, par E. Gaucher, médecin de l'hôpital Saint-Antoine, agrégé à la Faculté.

Thérapeutique de la diphtérie. 1 volume, par E. Gaucher, médecin de l'hôpital Saint-Antoine, agrégé à la Faculté.

Thérapeutique du rhumatisme et de la goutte. 1 volume, par W. Oettinger, médecin des hôpitaux.

Thérapeutique de la fièvre typhoïde. 1 vol., par P. Le Gendre, médecin des hôpitaux.

Therapeutique des maladies vénériennes. 1 volume, par F. Balzer, médecin de l'hôpital du Midi.

Thérapeutique du diabète. 1 volume, par L. Dreyfus-Brisac, médecin de l'hôpital Tenon.

Thérapeutique des névroses. 1 volume, par P. Oulmont, médecin de l'hôpital Laënnec.

Thérapeutique infantile. 1 volume, par A. Josias, médecin des hôpitaux.

Prophylaxie des maladies infectieuses. 2 volumes, par A. Chantemesse, médecin des hôpitaux, agrégé à la Faculté, et M. Besançon.

Thérapeutique des maladies infectieuses. 1 volume, par A. Chantemesse, médecin des hôpitaux, agrégé à la Faculté, et M. Besançon.

Thérapeutique des maladies de l'oreille, du larynx et du nez. 2 volumes, par Lermoyez, médecin des hôpitaux.

PARTIE CHIRURGICALE

Asepsie et Antisepsie chirurgicales. 1 volume, par O. Terrillon et H. Chaput, chirurgien des hôpitaux.

Thérapeutique chirurgicale des maladies de la tête. 1 volume, par P. Sebileau, agrégé à la Faculté de Paris.

Thérapeutique chirurgicale des maladies du rachis. 1 volume, par P. Sebileau, agrégé à la Faculté de Paris.

Thérapeutique oculaire. 1 vol., par F. Brun, agrégé à la Faculté, chirurgien de Bicêtre.

Thérapeutique chirurgicale des maladies de la poi-

trine. 1 volume, par Ch. WALTHER, chirurgien des hôpitaux.

Thérapeutique chirurgicale des maladies de l'estomac et du foie. 1 volume, par H. CHAPUT, chirurgien des hôpitaux.

Thérapeutique chirurgicale de l'intestin et du rectum. 1 volume, par H. CHAPUT, chirurgien des hôpitaux.

Thérapeutique chirurgicale de l'urètre et de la prostate. 1 volume, par J. ALBARRAN, agrégé à la Faculté de Paris.

Thérapeutique chirurgicale de la vessie et du rein. 1 volume, par J. ALBARRAN, agrégé à la Faculté de Paris.

Thérapeutique obstétricale. 1 volume, par A. AUVARD, accoucheur des hôpitaux.

Thérapeutique gynécologique. 1 volume, par Ch. PICQUÉ, chirurgien des hôpitaux.

Thérapeutique chirurgicale des maladies articulaires. 1 volume, par Ch. PICQUÉ, chirurgien des hôpitaux.

Thérapeutique des maladies osseuses. 1 volume, par O. TERRILLON et P. THIÉRY, chef de clinique chirurgicale.

LA COLLECTION SERA COMPLÈTE EN 34 VOLUMES

Tous les volumes sont publiés dans le format in-18 jésus; ils sont reliés en peau pleine et comportent chacun de 200 à 400 pages avec figures.

Prix de chaque volume indistinctement : 4 fr.
Ils se vendent tous séparément.

VOLUMES PARUS LE 1er JUIN 1894 :

DUJARDIN-BEAUMETZ : Art de formuler.
H. BARTH : Organes respiratoires.
A. MATHIEU : Estomac et intestins.
L. DREYFUS-BRISAC : Diabète.
P. OULMONT : Névroses.
F. BARIÉ : Cœur et Aorte.
F. BALZER : Maladies vénériennes.
L. GAILLARD : Foie.
TERRILLON ET CHAPUT : Asepsie et Antisepsie chirurgicales.
A. AUVARD : Thérapeutique obstétricale.

THÉRAPEUTIQUE

DES

MALADIES DU FOIE

THÉRAPEUTIQUE

DES

MALADIES DU FOIE

PAR LE Dr L. GALLIARD

Médecin des Hôpitaux de Paris

PARIS
OCTAVE DOIN, ÉDITEUR
8, PLACE DE L'ODÉON

1894

INTRODUCTION

Donnez-moi une bonne physiologie pathologique et je vous ferai une thérapeutique rationnelle!

Pour conquérir une bonne physiologie pathologique il faut d'abord connaître le fonctionnement normal des systèmes et des organes.

Or le foie est une sorte de labyrinthe physiologique dans lequel de nombreux savants ont cherché vainement leur route, et dont notre main vient à peine de saisir le fil conducteur.

L'époque n'est pas très lointaine où le foie semblait destiné uniquement à fournir au sang des sucs nutritifs, à sécréter la bile et l'atrabile.

Dans la cellule hépatique nous voyons aujourd'hui un laboratoire très complexe où la fabrication de la bile n'est qu'une opération accessoire. A côté d'elle, il y a la préparation de la matière glycogène, l'absorption et la transformation de la graisse, la formation de l'urée et de l'acide urique, la manipulation des globules rouges du sang, l'arrêt et la destruction des poisons.

Aussi nul ne doit s'étonner si l'étude des perturbations de ces fonctions variées soulève de difficiles problèmes, si les obstacles se dressent fréquemment sur la route et si, manquant d'une suffisante lumière, la thérapeutique doit se résigner souvent à marcher à tâtons.

Écrit pour les praticiens, ce livre est divisé en trois parties :

La première est consacrée à l'étude des réactions physiologiques du foie. Prenant acte des résultats obtenus par les expérimentateurs, j'indique par quels procédés nous pouvons atteindre, dans ses œuvres vives, le parenchyme hépatique normal et spécialement de quelle manière l'organe subit l'action des substances qui tout à l'heure mériteront le nom de médicaments.

Dans la seconde, je décris les réactions pathologiques du foie. La connaissance des causes, des conditions pathogéniques et de la séméiologie générale des troubles morbides conduit aux indications thérapeutiques et prophylactiques ; j'y ajoute le tableau général des médications.

La troisième partie contient le traitement détaillé de chacune des maladies de l'appareil hépatique : parenchyme et voies biliaires.

Les formules sont réunies dans un appendice.

THÉRAPEUTIQUE

DES

MALADIES DU FOIE

PREMIÈRE PARTIE

LES RÉACTIONS PHYSIOLOGIQUES DU FOIE SOURCES D'INDICATIONS PHARMACODYNAMIQUES

Ceci n'est pas un traité complet de la physiologie du foie.

Je ne demande aux expérimentateurs que les notions utilisables en clinique. Chaque fois que j'indiquerai une réaction physiologique, on pourra entrevoir au delà l'acte thérapeutique à venir. Le laboratoire ne sera pour moi qu'une sorte d'antichambre, un vestibule à traverser pour pénétrer dans la chambre où repose le malade. Toutes les notions dont le malade ne pourra profiter immédiatement ou médiatement seront passées sous silence.

On saisira sans peine l'importance de ce préambule physiologique.

Avant de livrer une bataille, il faut connaître la position de l'ennemi; il faut aussi inspecter les armes et vérifier les munitions.

D'ailleurs la connaissance des ressources variées de l'organe ne sera pas utilisée seulement lorsqu'il s'agira de le mettre lui-même en état de défense. Le foie contient un trésor de guerre où le médecin doit savoir puiser à sa guise lorsque sur certains points faibles l'assistance est réclamée.

Il ne suffit pas de maintenir l'intégrité du foie et de le traiter quand il souffre; il faut le discipliner et le mettre, en toute circonstance, au service de notre thérapeutique.

CHAPITRE PREMIER

Réactions physiologiques du foie, organe vasculaire.

Le foie reçoit du sang artériel de l'artère hépatique, une des trois branches du tronc cœliaque; il reçoit en outre du sang veineux de la veine porte. Cet important vaisseau, formé par la réunion des veines mésentérique supérieure, mésentérique inférieure et splénique, apporte au foie le sang veineux de l'estomac, de l'intestin, du pancréas et de la rate. Après l'élaboration subie dans le foie, le sang veineux est rejeté, par l'intermédiaire des veines sus-hépatiques, dans la veine cave inférieure.

Les branches de l'artère hépatique sont les vaisseaux nourriciers du foie. La circulation artérielle a beaucoup moins de développement que la circulation veineuse; elle s'effectue sous une pression beaucoup plus faible; elle s'arrête dès que la pression du réseau veineux sus-hépatique tend à s'élever, tandis que, pour arrêter la circulation porte, il faut une augmentation considérable de la pression sus-hépatique.

Le système porte a une disposition toute spéciale. Située entre deux réseaux capillaires, celui de l'intestin et celui du foie, la veine porte est dépourvue de valvules; elle est dirigée verticalement; elle n'est pas entourée de muscles dont les contractions puissent favoriser la progression du sang. Le sang qui la traverse aurait donc de singuliers obstacles à surmonter si, au moment de l'inspiration, l'abaissement du diaphragme comprimant les viscères abdominaux et l'appel des liquides dans le vide intra-thoracique ne venaient à son secours.

Au point de vue pathologique, on comprend que les variations de la circulation veineuse jouent un rôle beaucoup plus important que celles de la circulation artérielle.

La réplétion exagérée des vaisseaux veineux peut résulter soit d'un afflux trop considérable du sang du système porte, soit d'un obstacle à l'écoulement sus-hépatique. J'étudierai en détail ces phénomènes lorsqu'il s'agira de la congestion hépatique.

Quant à l'anémie du foie, elle résulte d'un arrêt du sang de la veine porte ou d'un resserrement des artères (excitation directe ou réflexe de la moelle, excitation ou section des nerfs splanchniques, section de la moelle cervicale).

Le foie intervient-il, ainsi que l'admettait Galien, dans la fabrication des éléments du sang?

Lehmann avait admis que le foie était un lieu de production des globules rouges; la chose est exacte pendant la vie fœtale, mais après la naissance, l'apport de la veine ombilicale étant supprimé, les conditions changent, la fonction hématopoiétique n'existe plus; certains états pathologiques, tels que la leucocythémie, sont cependant capables de faire revivre cette fonction.

C'est en détruisant les globules rouges que la cellule hépatique met en liberté le pigment sanguin utilisé pour la fabrication des pigments biliaires; l'hémoglobine se transforme d'abord en hématine, puis en bilirubine. La bilirubine n'existe pas chez les animaux qui ne possèdent pas de globules rouges.

L'action du foie sur la fibrine du sang n'a pas été déterminée encore d'une façon précise.

CHAPITRE II

Réactions physiologiques du foie, producteur de bile.

L'étude de la fonction biligénique du foie a été l'objet de nombreux travaux. Pendant longtemps on s'est contenté de données vagues et indécises à la faveur desquelles ont fait fortune certaines médications empiriques. Le jour où les physiologistes ont voulu substituer aux évaluations approximatives des procédés d'investigation rigoureuse, ils ont vu surgir des obstacles imprévus.

L'important mémoire de Bidder et Schmidt parut en 1852, celui de Kölliker et Müller en 1855. C'est à partir de cette époque que l'étude des variations de la fonction biligénique du foie entra dans une voie véritablement scientifique.

En 1857, Mosler utilisa les fistules biliaires pratiquées sur le chien pour connaître l'influence de diverses substances sur l'activité sécrétoire du foie et rechercher dans la bile les matériaux éliminés.

En 1869, se réunissait la commission d'Édimbourg, composée de Christison, Maclagan, J. Rogers, Rutherford, Gamgee, Fraser, et présidée par Hughes Bennett. Il s'agissait de savoir si les médicaments dits cholagogues et spécialement le mercure et ses composés n'avaient pas usurpé leur réputation séculaire.

En 1873, Röhrig introduisait un tube effilé dans le

cholédoque des chiens curarisés, liait le canal cystique, et étudiait les variations du flux biliaire.

En 1875, Socoloff recherchait sur les chiens fistulés les effets des injections intra-veineuses d'eau salée et de quelques agents, le glycocholate de soude par exemple.

La même année, un des commissaires d'Édimbourg, Rutherford, secondé par Vignal et Dodds, et, en 1879, Rosenkranz (de Würzburg) faisaient connaître les intéressants résultats de leur expérimentation.

En 1880, Rutherford, revenant à la charge, publiait un important mémoire, souvent cité et digne de faire époque dans l'histoire des cholagogues. Ce physiologiste, rejetant la méthode des fistules permanentes qu'avait adoptée Röhrig, a préféré les fistules temporaires, établies sur les chiens curarisés; il injectait dans le duodénum les substances à étudier et recueillait la bile dans un tube gradué au lieu de pratiquer, comme Röhrig, la numération des gouttes issues de la canule. Les substances énumérées dans le mémoire de Rutherford sont au nombre de 50 environ: parmi elles, la moitié mérite de figurer sur la liste des cholagogues. Ne pouvant entrer dans les détails, je me contenterai de mettre en relief les notions suivantes : il y a antagonisme entre l'action purgative et l'action cholagogue de certains remèdes tels que le podophyllin et l'aloès; l'huile de croton et la plupart des purgatifs diminuent la sécrétion biliaire plutôt qu'ils ne l'augmentent; les alcalins sont dépourvus d'action cholagogue; le calomel n'est pas cholagogue par lui-même et, s'il agit, ce n'est qu'en présence du bichlorure de mercure; la bile injectée dans le duodénum ne produit qu'une augmentation insignifiante de la sécrétion.

On peut reprocher à Rutherford d'avoir placé les animaux dans un état trop éloigné des conditions physiologiques : curarisation, respiration artificielle, choc opératoire résultant de la recherche des voies biliaires, abaissement de la température nécessitant l'enveloppement ouaté. Ces documents ont néanmoins une grande valeur.

En 1882, mémoire de Rohmann consacré surtout à l'étude du rôle de la bile dans la digestion.

En 1883, recherches de Baldi aboutissant à la négation de tous les faits affirmés jusqu'alors : il n'y a pas de cholagogues ; l'influence des aliments et du régime est nulle ; la bile seule est capable d'augmenter l'activité biligénique du foie.

Reprenant une partie des expériences de Rutherford, mais sur des chiens à fistule permanente, Paschkis (1884) s'est montré, comme Baldi, grand destructeur d'illusions thérapeutiques ; une seule substance demeure debout, dans cette hécatombe, la bile elle-même.

C'est pour trouver le motif du désaccord qui existait entre les défenseurs des cholagogues (Röhrig, Rutherford, etc.) et leurs détracteurs (Baldi, Paschkis), que Prévost et Binet ont entrepris une série d'expériences très consciencieuses, publiées en 1888 dans la *Revue médicale de la Suisse Romande*. Ces auteurs ont établi des fistules biliaires permanentes sur deux chiens (1), qu'ils ont observés pendant plusieurs mois et qu'ils ont soumis aux investigations les plus variées ; le cholédoque de ces animaux ayant été

(1) J'aurai à parler de ces animaux dans divers chapitres : le n° 1 était une chienne pesant 2,500 grammes ; le n° 2 un griffon adulte pesant 7,000 grammes, sauf variations.

sectionné entre deux ligatures, la canule était introduite dans la vésicule du fiel chaque fois qu'on voulait commencer une observation; si l'orifice se rétrécissait, on le débridait au bistouri pour faire pénétrer le tube de verre; la bile était recueillie dans une petite bouteille et pesée au bout d'un temps déterminé; on calculait toujours la quantité excrétée en cinq minutes.

Après l'excellent mémoire des expérimentateurs genevois, il convient de citer encore les travaux de Rosenberg, d'Ehrenberger et Bonne, de Dastre, de Lewaschew et Klikowitch, de Wertheimer.

Il est possible assurément d'utiliser ces matériaux accumulés pour construire un édifice solide. Et pourtant, comment n'être pas frappé des divergences trop nombreuses, des résultats trop fréquemment contradictoires?

Faut-il incriminer la diversité des procédés d'expérimentation? Faut-il invoquer la diversité des terrains physiologiques?

En supposant même un accord parfait entre les physiologistes, n'existe-t-il pas des causes d'erreurs communes, et sommes-nous certains de pouvoir conclure toujours du chien à l'homme?

Toutes les expériences faites à l'aide des fistules biliaires, c'est-à-dire détournant la bile de l'intestin, fournissent nécessairement des chiffres trop faibles lorsqu'il s'agit d'évaluer la quantité de liquide excrétée. Voici pourquoi : Schiff a démontré l'existence d'une *circulation entéro-hépatique*, rapportant au foie une partie de la bile déversée dans le duodénum. Introduisant dans l'intestin d'un cobaye de la bile de bœuf, il a constaté dans la bile du cobaye les sels biliaires provenant du bœuf; il a déclaré dès lors que l'intestin restituait au foie une partie du liquide sécrété et plusieurs auteurs ont confirmé la réalité du phénomène. Privez de cette restitution partielle les animaux en expérience, vous comprendrez que la sécrétion hépatique en souffre et que le chiffre qui la représente reste constamment au-dessous du taux normal.

Il y aura donc une correction à introduire dans les chiffres des physiologistes si l'on prend comme base des calculs la quantité de bile recueillie à l'orifice des fistules.

Pour un kilogramme d'animal en 24 heures, Kölliker et Müller admettent une production de 32 grammes de bile. C'est le chiffre le plus élevé. Le plus faible est celui d'Arnold : 8 à 11 grammes. Prévost et Binet donnent 17 grammes ; Stackmann, Scott, Ritter donnent 15 grammes environ. D'après Bidder et Schmidt, la quantité de bile sécrétée en 24 heures oscille entre 12 et 28 grammes. Proportionnellement à la moyenne indiquée, le foie d'un homme de taille ordinaire sécréterait de 1000 à 1300 grammes de bile en 24 heures.

Une autre question se posera plus tard : faut-il conclure des variations de la biligénie dans le foie sain à celles du foie malade ? Mais cela nous conduit sur le terrain de la physiologie pathologique et, pour le moment, il ne s'agit que de physiologie normale.

Je passerai en revue toutes les influences auxquelles peut être soumise la fonction biligénique, tout ce qui exaltera ou ralentira l'activité sécrétoire du foie, tout ce qui modifiera la composition du liquide sécrété. A côté de la *sécrétion*, j'envisagerai l'*excrétion* biliaire.

1° INFLUENCE DE LA CIRCULATION SANGUINE

C'est la veine porte qui est chargée d'amener au foie les éléments de la sécrétion biliaire. Celle-ci s'arrête lorsqu'on lie le tronc de la veine porte ; lorsqu'à l'exemple d'Asp et Schmulewitsch on ne lie qu'un rameau porte isolé on voit, dans le territoire intéressé, la sécrétion se tarir.

La ligature brusque de la veine porte chez les animaux amène rapidement la mort. La ligature lente et progressive, comparable à la compression lente que nous observons en clinique, a ralenti simplement, dans les expériences d'Oré, l'activité biligénique du foie ; et, lorsque l'oblitération du vaisseau devient complète, on peut encore compter sur la suppléance, démontrée par Schiff et Küthe, des veines collatérales.

Au contraire la ligature de l'artère hépatique est sans effet sur la sécrétion biliaire : la chose a été mise en évidence par Malphighi, Schiff, Asp et Schmulewitsch ; et si, sous les yeux de Kothmeier et Küthe, la ligature du tronc cœliaque a tari la bile, cela peut s'expliquer par la dégénérescence rapide du parenchyme hépatique succédant, comme l'ont admis Cohnheim, Litten, Arthaud et Butte, à la suppression des éléments indispensables à la nutrition de l'organe. L'artère hépatique apporterait donc au foie sa nourriture, la veine porte ses instruments de travail.

Si la ligature de la veine porte tarit la bile, il ne faut pas croire qu'à l'opposé l'exagération de la pression sanguine dans le vaisseau favorise la sécrétion biliaire. On comprend, en effet, que l'engorgement des capillaires sanguins, tel qu'on l'observe dans les congestions hépatiques, exerce sur les canalicules biliaires une compression préjudiciable ; je reviendrai plus tard sur ce phénomène. Heidenhain a arrêté la fonction biligénique en transfusant du sang dans la veine splénique d'un chien. La congestion passive que produit le rétrécissement de la veine cave inférieure au-dessus de l'abouchement des veines sus-hépatiques est défavorable à la biligénie.

Ce qui plaît à celle-ci, c'est une pression sanguine modérée. Même avec une pression sanguine très affaiblie, elle persiste. On la voit survivre aux grandes hémorrhagies intestinales, aux déperditions de sérum qui se produisent dans les diarrhées chloériformes et même dans le choléra. Seulement le liquide s'épaissit, devient noirâtre, semblable à du cirage; les matériaux solides se sont accrus.

2° INFLUENCE DU SYSTÈME NERVEUX

C'est par les effets produits sur les vaisseaux hépatiques qu'on peut expliquer l'influence du système nerveux : diminution de la sécrétion biliaire par excitation ou section de la moelle, par excitation ou section des nerfs splanchniques; suspension momentanée par décharge électrique traversant le foie.

En faradisant le pneumogastrique, Heidenhain a observé une suractivité momentanée de la sécrétion biliaire.

Arthaud et Butte obtiennent le même résultat en excitant le nerf au cou avec des courants de moyenne intensité. Au contraire, lorsque après section au cou ils excitent le bout périphérique, la sécrétion biliaire se ralentit. Elle augmente lorsque l'excitation porte sur le bout central du nerf sectionné. Mêmes effets quand on opère sur le pneumo-gastrique au-dessous du cœur.

Rodriguez, répétant ces expériences, a produit des effets analogues ; mais, d'après lui, l'augmentation du flux biliaire ne se montre qu'au début de la période d'excitation.

Le spasme réactionnel des vaisseaux biliaires aurait une part, d'après F. Franck, dans les résultats obtenus.

3° INFLUENCE DES VARIATIONS DE TEMPÉRATURE

Lorsque la température des animaux s'abaisse à 28° ou 29°, la sécrétion biliaire s'arrête. De ce point la quantité s'élève pour s'arrêter entre 41°,4 et 44° (Roger). Dans les températures élevées, la quantité produite ne représente que le tiers ou la moitié de la quantité normale, mais il ne survient pas de modifications qualitatives (Deckmann, Pisenti). Il n'en sera pas de même lorsque l'hyperthermie sera liée à une infection. Je reviendrai sur cette question.

4° INFLUENCE DES ALIMENTS

Kölliker et Müller admettent que la sécrétion biliaire, débutant vers la 3e heure après le repas, ait son maximum entre la 4e et la 6e et diminue ensuite, de telle sorte que le minimum soit atteint entre la 18e et la 20e heure. Claude Bernard considère l'influence des aliments comme évidente au bout de 7 heures, Arnold et Voit au bout de 4 heures, Bidder et Schmidt après 13 ou 15 heures seulement ; Prévost et Binet la supposent beaucoup plus rapide. Pisenti a vu, sur un chien fistulé, la bile augmenter jusqu'à la 3e heure et même jusqu'à la 5e heure après le repas, pour baisser ensuite progressivement.

Capeman a noté, chez un malade, le maximum de la sécrétion après le second déjeuner.

D'après Wolff, il y aurait une première augmentation 2 ou 4 heures après le repas, une seconde au bout de 8 ou 10 heures ; d'après Heidenhain, la première période d'accroissement devrait être fixée entre la 3e et la 5e heure, la seconde entre la 13e et la 15e heure.

Dastre pense que la sécrétion biliaire est à peu près régulière et qu'il est bien difficile de l'accélérer ou de la ralentir ; elle ne varie jamais de plus d'un cinquième de sa valeur moyenne. Cet auteur indique deux maxima (9 heures du matin et 9 heures du soir) et deux minima (11 heures 1/2 du matin et 6 heures 1/2 du soir), correspondant aux heures des repas mais pouvant se produire sans que les repas aient été consommés.

Plus déconcertantes encore sont les assertions de Baldi. D'après ce physiologiste, la sécrétion biliaire échappe à toute réglementation ; il y a des irrégularités pendant la période digestive ; le moment du maximum après le repas est très variable, et même l'augmentation est inconstante ; la marche de la sécrétion est à peu près la même pendant le jeûne et pendant la digestion ; elle ne s'arrête pas pendant l'inanition ; l'influence de la nature des aliments et du régime est nulle ; la seule façon d'augmenter la fonction biligénique c'est d'introduire la bile elle-même dans l'économie.

En résumé, malgré l'opposition de quelques-uns,

nous devons admettre, avec la majorité des physiologistes, l'influence réelle de l'alimentation.

Parmi les aliments, il faut choisir les plus convenables.

Les peptones, administrés par Prévost et Binet à la dose de 15 grammes, ont doublé, chez le chien n° 2, la quantité de bile sécrétée ; le bouillon additionné de peptone n'a produit, sous les yeux des mêmes auteurs, qu'une augmentation peu accentuée ; le beurre frais n'a produit aucun résultat.

Les aliments azotés augmentent la sécrétion biliaire : telle est l'opinion de la majorité des physiologistes. On a fait remarquer cependant que le régime carné exclusif n'était pas favorable à la biligénie et qu'il fallait associer les graisses à la viande pour obtenir un effet certain.

Les graisses entravent la biligénie : c'est ce qu'ont constaté Bidder et Schmidt en soumettant les animaux à une alimentation graisseuse exclusive. Rosenberg a protesté contre cette conclusion en invoquant l'état d'inanition que provoque un pareil régime. Sur des chiens recevant leur nourriture habituelle, il a constaté que l'ingestion de 100 grammes d'huile d'olive amenait, au bout de 30 à 35 minutes, une augmentation du flux biliaire qui devenait considérable au bout de 3 ou 4 heures. L'huile d'olive, dit-il, est le meilleur des cholagogues ; en outre la bile obtenue sous son influence est plus fluide que la bile normale, elle contient donc une proportion d'eau relativement élevée. Je reviendrai sur les affirmations de Rosenberg, qui jusqu'ici sont restées sans écho.

Wolff attribue une action biligénique au pain et au riz.

C'est l'alimentation mixte qui semble, en résumé, le mieux favoriser la biligénie.

5° INFLUENCE DES LIQUIDES

L'eau introduite dans l'organisme, quelle que soit la voie d'introduction, est-elle susceptible d'activer la sécrétion biliaire comme elle active les autres sécrétions ? Au premier abord une pareille question ne semble pas devoir soulever de discussion sérieuse ; l'affirmation est là, toute prête. Les buveurs d'eau doivent avoir une bile limpide et abondante, et, mieux encore, les buveurs d'eau de Vichy jouissent de ce privilège ! N'est-ce pas un aphorisme bana pour les médecins ?

Et cependant les physiologistes viennent nous rappeler que l'eau qui passe dans le sang, ayant tendance à s'éliminer rapidement par le rein ou par les glandes sudoripares, délaisse la glande biliaire ; ils nous démontrent, dans leurs expériences sur les animaux, que l'action cholagogue de l'eau est nulle ou insignifiante ; quelques-uns (Körner et Strube, Socoloff) prétendent même que les injections intraveineuses d'eau chlorurée sodique diminuent le flux biliaire.

Paschkis, transfusant dans les veines jugulaires d'un chien de taille moyenne 300 grammes de solution de chlorure de sodium à 6 0/0, n'a obtenu aucune augmentation de la sécrétion biliaire ; même insuccès lorsque la dose était portée à 1500 c. cubes. Il n'a pas été plus heureux en employant des doses identiques de solution de sucre de raisin à 2 0/0.

Röhrig a opéré avec des quantités beaucoup plus faibles : 15 à 50 c. cubes d'eau chaude injectés dans une veine mésentérique ou dans une veine jugulaire chez le chien; il a vu la bile augmenter passagèrement.

Cet expérimentateur a établi une distinction entre les résultats obtenus par la transfusion intra-veineuse et ceux que donne l'injection dans le duodénum; cette dernière produirait, d'après lui, des effets plus soutenus. Rutherford affirme cependant que l'injection intra-duodénale (100 grammes chez un chien) ne détermine qu'une augmentation insignifiante de la bile sécrétée.

Il est impossible de méconnaître l'importance de l'action réflexe d'origine intestinale lorsqu'on voit, dans les expériences de Stadelmann, l'eau froide activer la sécrétion biliaire et l'eau tiède demeurer sans effet. C'est par l'action réflexe que Bidder et Schmidt et que Zawilski expliquaient le flux de bile provoqué sous leurs yeux par les injections d'eau dans l'intestin et dans l'estomac.

Les lavements froids, tels que Krull les a préconisés dans le traitement de l'ictère catarrhal, semblent stimuler en réalité l'excrétion biliaire en même temps qu'ils décongestionnent le foie. Les résultats obtenus dans quelques expériences par Vulpian sont favorables à cette manière de voir. Chauffard attribue aux lavements froids une hypersécrétion biliaire et un spasme réflexe des canaux.

Au contraire Prévost et Binet déclarent qu'ils ont administré à leur chien n° 2 successivement, à une demi-heure d'intervalle, deux lavements froids, le premier de 80 c. cubes, le second de 120 c. cubes, sans produire de modification appréciable du flux biliaire.

L'ingestion stomacale des liquides n'exerce, d'après Baldi, aucune influence sur la sécrétion biliaire; la nature des boissons comme celle des aliments est indifférente. Dans une expérience de Prévost et Binet, l'ingestion d'eau tiède n'a produit aucun résultat; dans une autre, même insuccès avec l'eau froide. Mais trois fois ces auteurs ont constaté des variations appréciables de la bile excrétée. Voici les chiffres de deux expériences :

1° Chien n° 1.
à 4 heures, quantité de bile excrétée en 5 minutes..... 0 32
à 4 h. 5, ingestion stomacale de 150 centimètres cubes d'eau à 20 degrés ;
à 4 h. 20, quantité de bile excrétée en 5 minutes...... 0 42
à 4 h. 30, — — — 0 80
2° Chien n° 2.
à 3 h. 57, quantité de bile excrétée en 5 minutes...... 0 76
à 4 h. 10, ingestion stomacale de 40 centimètres cubes d'eau tiède ;
à 4 h. 43, quantité de bile excrétée en 5 minutes 0 94
à 5 h. — — — 0 92

Pouvons-nous expliquer les divergences qui se manifestent ainsi parmi les auteurs? D'abord il faut se rappeler que la *sécrétion* et l'*excrétion* constituent deux actes physiologiques distincts; qu'un réflexe partant de l'intestin peut faire contracter la vésicule et les canaux biliaires et en provoquer l'évacuation sans que la cellule hépatique subisse une impulsion parallèle. Il faut admettre ensuite que l'exagération de la pression sanguine intra-hépatique et la turgescence des capillaires du foie, telle que certains expérimentateurs ont dû les produire (Paschkis a injecté 1500 centimètres cubes d'eau dans les veines d'un chien de taille moyenne), a entravé l'activité fonctionnelle de la cellule. Heidenhain a arrêté la sécrétion biliaire en transfusant du sang dans la veine splénique d'un chien : d'après cette expérience, la congestion entraîne l'arrêt de la biligénie ; il faut donc décongestionner le foie pour faire sécréter la bile.

6° INFLUENCE DES SUBSTANCES UTILISÉES EN MÉDECINE

Il faut créer ici deux grandes catégories : celle des médicaments qui provoquent des variations *quantitatives* (cholagogues faibles et énergiques, médicaments diminuant la quantité de bile, auxquels seront comparés les médicaments indifférents) ; celle des agents qui produisent des variations *qualitatives*.

A. **Cholagogues faibles.** — Nul n'osait jadis mettre en doute l'action cholagogue des *Alcalins*, et le jour où les physiologistes sont venus déclarer que le bicarbonate de soude et les médicaments similaires n'étaient pas susceptibles d'activer les fonctions biligéniques, le jour où il a fallu chercher une explication nouvelle aux bienfaits incontestables de l'eau de Vichy, les médecins ne se sont pas tenus encore pour battus. Quelques-uns ont déclaré que, forts de l'expérience clinique, ils refusaient de s'incliner devant les conclusions du laboratoire, les animaux sains fistulés ne pouvant être comparés aux hommes malades.

D'ailleurs les expériences récentes de Lewaschew sont favorables à l'opinion ancienne. Ce physiologiste, opérant sur des chiens à fistule biliaire, a constaté que les alcalins augmentaient réellement la sécrétion ; au début, la bile était riche en sels caractéristiques, puis son degré de concentration s'affaiblissait et tombait au-dessous de la normale ; l'eau éliminée par le foie s'accroissait, il y avait un véritable lavage des voies biliaires. Avec la collaboration de son compatriote Klikowitch, Lewaschew a étudié comparativement sur les chiens fistulés l'action de l'eau chaude, de l'eau de Vichy (Grande Grille), de l'eau de Carlsbad et de l'eau d'Essentucki (Caucase). Si les quatre liquides activent la sécrétion biliaire et diminuent la proportion des matériaux solides de la bile, c'est l'eau de la Grande Grille qui se montre, à ce point de vue, le plus efficace ; et elle le doit à la dose de *Bicarbonate de soude* qu'elle renferme. Opérant avec les solutions artificielles, les mêmes auteurs ont vu qu'il n'était pas indifférent d'augmenter la proportion de bicarbonate de soude : au-delà d'une certaine limite, ce sel entrave la biligénie au lieu de la favoriser.

L'arrêt produit par les hautes doses de bicarbonate de soude est accepté par quelques-uns.

Les détracteurs du bicarbonate de soude auraient mauvaise grâce à ne pas reconnaître qu'ils ont eu précisément recours, dans leurs expériences, à ces hautes doses réputées préjudiciables. Prévost et Binet ont administré au chien n° 1 *deux* grammes du médicament; dans une première expérience, la bile resta exactement à son taux normal. Dans une seconde, l'augmentation se produisit au bout de 25 minutes, mais au bout d'une heure le taux baissait; à ce moment l'effervescence existait nettement dans la bile et dans l'urine; ce dernier liquide était alcalin; la bile était fluide, jaune d'or. Résultats analogues avec 4 grammes chez le chien n° 2.

Rutherford n'accorde aux bicarbonates de soude et de potasse aucune vertu cholagogue. D'après Nissen, les alcalins diminuent la quantité totale de la bile, mais augmentent la matière colorante; la cholestérine et les acides biliaires conservent leur taux normal; c'est donc l'eau de la bile qui fait les frais de l'expérience. Nissen pense que les alcalins enlèvent de l'eau à tous les organes et notamment au foie; en diminuant l'eau, ils atténuent la pression qui règne dans les canaux biliaires.

Thomas s'appuie sur ses expériences pour déclarer que l'eau de Carlsbad, comme l'eau pure, est incapable d'influencer la biligénie.

Le *Sulfate de soude*, donné au chien n° 1 de Prévost et Binet à la dose de 2 grammes dans 40 grammes d'eau, ne produisit ni augmentation ni diminution de la bile; une dose de 8 grammes, également sans effet biligénique, provoqua des vomissements. La dose de 2 grammes administrée à l'autre chien doubla momentanément le taux de la bile, qui revint très vite à son chiffre primitif.

Le *Phosphate de soude* est considéré par Rutherford comme un cholagogue, à condition que la dose employée n'amène pas d'effet purgatif. Baldi lui refuse toute propriété de ce genre. Deux expériences de Prévost et Binet sur leur second chien, à l'aide d'un gramme et de cinq grammes de phosphate de soude, sont restées absolument négatives; on a même noté la première fois, au bout d'une heure, la diminution de la bile excrétée.

Le *Chlorure de sodium* trouve sa place parmi les cholagogues faibles. Le chien n° 1 de Prévost et Binet ayant ingéré 2 grammes de sel de cuisine, on a vu au bout d'une heure se produire une faible augmentation de la bile sécrétée (0,51 au lieu de 0,37). Vingt minutes plus tard on retombait à 0,32.

Le *Sel naturel de Carlsbad* devrait, d'après Rutherford, ses propriétés cholagogues au sulfate de soude qui entre dans sa composition. Prévost et Binet l'ont administré à la dose de 2 grammes, puis, une heure après, à la dose de 4 grammes au chien n° 1; variation insignifiante de la quantité de bile. Deux jours après cette première expérience, ils ont fait prendre au même animal, en trois fois, 20 grammes de sel de Carlsbad; l'animal a vomi; la sécrétion biliaire s'est maintenue d'abord au degré normal, puis elle a baissé au bout d'une heure.

Le chien n° 2 a reçu, dans une première expérience, à jeun, 5 grammes de sel de Carlsbad, la bile n'a pas varié; une autre fois il a subi, pendant la période digestive, l'ingestion de 4 grammes du même sel; la quantité de bile sécrétée s'est d'abord maintenue au taux initial; mais, au bout de 40 minutes, on a noté une diminution incontestable de la bile; plus tard, diarrhée profuse.

L'*Ipéca* est, d'après Rutherford, un cholagogue; cet auteur a vu, sous son influence, la quantité de bile s'élever au double de la normale.

Prévost et Binet ont administré au chien n° 2 une infusion préparée avec 1 gramme de racine d'ipéca; la bile a diminué, la sécrétion est devenue intermittente. Le lendemain, la même dose a produit un résultat positif: de 0,30 la quantité de bile excrétée en cinq minutes s'est élevée au bout d'un quart d'heure à 0,97, et la bile est devenue plus fluide. Deux doses de 50 centigr. ingérées ensuite ont eu moins d'efficacité. C'est seulement après la seconde dose de 50 centigr. que sont survenus les vomissements.

L'*Huile de croton*, puissant cholagogue aux yeux de Röhrig, qui a constaté, sous son influence, un accroissement considérable du flux biliaire, n'est pour Rutherford qu'un simple stimulant de la biligénie. Ce dernier auteur accuse la méthode de la numération des gouttes de bile d'avoir induit Röhrig en erreur. Cependant, si l'on analyse les résultats de Rutherford, on découvre que parfois la quantité de bile excrétée a triplé sous l'influence de l'huile de croton. Paschkis n'attribue à cet agent qu'un effet passager et faible ; l'écoulement se produit immédiatement puis s'arrête.

Le *Podophyllin* a été accusé par Hughes Bennett de diminuer la sécrétion biliaire. Rutherford a constaté au contraire son action cholagogue dans les cas où il produisait peu d'effets purgatifs ; que si le podophyllin purgeait violemment, son action sur le foie s'atténuait ; quand la ligature du cholédoque s'opposait au passage de la bile dans l'intestin, le podophyllin perdait de son efficacité. Paschkis a injecté la solution alcoolique de podophyllin dans le duodénum du chien sans constater d'action cholagogue ; même résultat avec le podophyllotoxin.

La *Rhubarbe*, injectée dans le duodénum, se retrouve en petite quantité dans la bile, au bout de cinq minutes, d'après Lafter. Prévost et Binet ont fait ingérer au chien n° 2 un gramme de rhubarbe ; il n'y a eu ni diarrhée, ni troubles intestinaux ; au bout de cinq heures, ils ont constaté une augmentation notable de la bile excrétée, puis, au bout d'une heure et demie, le taux descendait au-dessous de la normale. La bile ne se teintait pas en rouge par l'addition de l'ammoniaque comme cela arrivait pour l'urine.

L'*Aloès* est considéré par Röhrig comme un excellent cholagogue ; cet auteur a vu la sécrétion biliaire arrêtée se manifester de nouveau au bout d'une heure, chez le lapin, à la suite de l'injection directe dans le duodénum d'une solution d'aloès.

La même injection intra-duodénale a augmenté le flux biliaire de deux chiens sous les yeux de Rutherford.

Paschkis a eu recours à l'aloïne ; cette substance, dissoute dans 15 centimètres cubes d'eau et quelques gouttes d'alcool, a été injectée à la dose de 1 gr. 50 dans la veine jugulaire d'un chien; deux heures après, la bile n'avait pas augmenté; le flux biliaire était même supprimé; au bout d'une heure et demie, on voyait se produire de l'hématurie.

Prévost et Binet ont fait ingérer au chien n° 2 un gramme d'aloès dissous dans 5 grammes d'alcool et additionné d'eau; au bout d'une heure, la quantité de bile sécrétée en cinq minutes s'élevait de 0,40 à 0,73. Le lendemain, l'ingestion de 1 gr. 50 n'élevait pas le chiffre de la bile au-dessus de 0,60. La bile a perdu, sous l'influence de l'aloès, sa couleur jaune d'or ; elle est devenue foncée. Pas de trouble digestif ni de diarrhée.

Le *Séné* en solution aqueuse, injecté dans le duodénum d'un chien, a ravivé, au bout de 35 minutes, la sécrétion biliaire tarie.

Rutherford le considère comme un faible stimulant hépatique; injecté dans le duodénum avec de la bile et de l'eau, il n'a déterminé qu'une augmentation légère du flux de bile.

Le chien n° 1 de Prévost et Binet a reçu en ingestion stomacale 40 grammes d'abord, puis, au bout de 30 minutes, 50 grammes d'une infusion de feuilles de séné ; l'augmentation de la bile n'a été que très faible (0,50 au lieu de 0,40) ; l'animal n'a eu ni vomissements ni diarrhée.

Un chien adulte de petite taille fut chloralisé par les

mêmes observateurs, puis on ouvrit l'abdomen et on fendit le duodénum pour mettre à nu les orifices des canaux excréteurs; cela fait, on injecta dans une veine 40 grammes de décoction de séné; il n'y eut ni hypersécrétion de l'intestin qui resta sec, ni écoulement du suc pancréatique, ni écoulement de la bile.

Le *Boldo*, considéré en Amérique comme un stimulant et un tonique et préconisé contre les affections de foie, n'est, aux yeux de Dujardin-Beaumetz et Verne (*Bulletin de Thérap.* 1876), qu'un médiocre cholagogue. Prévost et Binet ont fait ingérer au chien n° 2 une infusion de 10 grammes de feuilles de boldo dans 50 grammes d'eau; ils ont vu la sécrétion biliaire diminuer à la suite de cette première expérience. Trois jours plus tard, ils ont repris les feuilles qui, utilisées déjà pour l'infusion de la première expérience, avaient macéré dans l'eau froide depuis ce moment. L'animal ayant ingéré d'abord 50 centimètres cubes de la macération n'eut qu'un flux biliaire légèrement augmenté; au bout de 50 minutes une nouvelle ingestion de 75 centimètres cubes de la même macération porta le taux de la bile à 0,80 (au lieu de 0,33 au point de départ); une demi-heure plus tard le chiffre n'était plus que de 0,45; l'animal urinait abondamment.

L'*Antipyrine*, administrée à la dose d'un gramme chez les chiens de Prévost et Binet, ou injectée sous la peau à la dose de 20 centigrammes, n'a produit que de faibles variations du taux de la bile. Le médicament a passé dans l'urine, mais il n'a pu être retrouvé dans la bile.

La *Muscarine*, alcaloïde non cristallisé extrait de l'agaricus muscarius, a, comme la pilocarpine, une action élective sur les glandes dont elle excite les sécrétions; elle augmente la salive, le suc pancréatique, l'urine, la bile. Prévost et Binet ont constaté qu'avec des doses toxiques on ne stimulait pas la fonction biligénique. L'injection sous-cutanée de 1 centigramme chez le chien n° 1 a pourtant doublé momentanément le taux de la bile. Le même remède provoque des contractions énergiques de l'intestin qui sécrète des flots de liquide visqueux.

B. **Cholagogues énergiques.** — La *Coloquinte* est considérée par Röhrig comme un des plus forts cholagogues; elle a rétabli, au bout d'une heure et quart, sous les yeux de ce physiologiste, la sécrétion biliaire arrêtée.

Rutherford a la même opinion que Röhrig mais demande de hautes doses; on peut lui reprocher d'avoir faussé le résultat de ses expériences en mélangeant la coloquinte à la bile, qui pouvait, à elle seule, déterminer l'augmentation du liquide sécrété.

Paschkis a injecté sans succès dans la jugulaire d'un chien 50 centigrammes de colocynthine mélangée à 5 centimètres cubes d'eau et autant d'alcool; il n'a pas obtenu de résultat positif.

L'*Evonymin*, substance amère, cristalline, insoluble dans l'eau, soluble dans l'alcool et l'éther, extraite des baies du fusain (*Evonymus europæus*) ou de l'écorce de cet arbuste, est un cholagogue incontestable.

Le chien n° 2 de Prévost et Binet fut soumis trois jours de suite à l'action de ce médicament. Le 19 janvier, on lui administra 20 centigrammes d'évonymin à midi 15; à 3 heures 30, le chiffre de la bile excrétée en cinq minutes s'élevait de 0,50 à 0,92, puis il s'abaissait à 0,40. Le 20 janvier, l'animal subissait une ingestion de 50 centigrammes à midi; à midi 20 le chiffre de la bile s'élevait de 0,50 à 0,83; à 3 heures, on notait 0,93; à 3 heures 27, on notait 1,50; à 3 heures 45 la sécrétion se ralentissait (0,43 seulement). Le 21 janvier, ingestion d'un gramme à midi, sans augmentation considérable de la bile (0,45 à 3 heures); nouvelle ingestion à 3 heures 20, même dose; la quantité de bile ne dépasse pas 0,60; le résultat est donc moins bon que les jours précédents. D'ailleurs pas de trouble digestif, pas de diarrhée, conservation de l'appétit. Au point de vue de l'action cholagogue on voit qu'il s'est produit le troisième jour une accoutumance défavorable.

La *Térébenthine* communique à la bile une odeur résineuse particulière : aussi Mosler n'hésitait-il pas à déclarer qu'elle passait dans le liquide. Handfield Jones lui attribua le pouvoir d'exciter les mouvements péristaltiques des canaux biliaires et d'activer ainsi l'excrétion. Paschkis a injecté dans le duodénum des chiens 60 centigrammes à 1 gr. 20 d'essence de térébenthine mélangée à l'huile d'olive sans augmenter le flux biliaire. Prévost et Binet, ayant injecté dans l'estomac du chien n° 2 un centimètre cube et demi d'essence, ont vu la quantité de bile augmenter d'un tiers environ; résultat un peu meilleur avec 3 centimètres cubes; avec 5 centimètres cubes la bile est devenue deux fois et même trois fois plus abondante qu'à l'état normal. En outre les résultats ont été durables : l'ingestion effectuée à midi, par exemple, a provoqué entre 3 et 5 heures une abondante sécrétion biliaire. En même temps la bile est devenue plus fluide et plus claire; on y a constaté la présence de l'essence de térébenthine, isolable par l'éther; administrée en lavements à la dose de 5 centimètres cubes, la térébenthine a encore augmenté la bile, mais d'une façon plus modérée que n'avait fait l'ingestion stomacale. Les doses de 5 centimètres cubes n'ont jamais produit ni vomissements ni troubles digestifs.

La *Terpine* n'a produit aucun résultat à la dose de 25 à 50 centigrammes. Sur le chien n° 1 de Prévost et Binet, il a fallu la dose d'un gramme pour doubler momentanément le taux de la bile. Même effet du *Terpinol*, à la dose de 4 centimètres cubes, en ingestion gastrique. Ces deux agents médicamenteux passent dans la bile. Pour les trouver, il faut traiter la bile par l'éther, décanter et filtrer ; le résidu de l'évaporation de l'éther donne une teinte rougeâtre sous l'influence de l'acide sulfurique ; en chauffant avec l'acide nitrique, on dégage une odeur caractéristique.

Le *Chlorate de potasse* est un bon cholagogue. Prévost et Binet l'ayant donné à la dose de 2 grammes dans 50 centimètres cubes d'eau au chien n° 2 ont vu la bile augmenter notablement au bout de 15 à 20 minutes; le taux de ce liquide doubla et même tripla. Chez le chien n° 1 une dose de 4 grammes provoqua des vomissements ; cependant, au bout de 20 minutes, la bile doublait et l'augmentation était notée pendant 25 minutes ; la bile restait visqueuse.

Les mêmes expérimentateurs ont constaté trois fois la présence du chlorate de potasse dans la bile à l'aide de la réaction de Fresenius : on ajoute au liquide à examiner d'abord l'indigo puis quelques gouttes d'acide sulfureux ; ce dernier décolore le liquide en dégageant le chlore. Si la bile a séjourné à l'air, il se forme un précipité de biliverdine qui empêche d'apprécier les couleurs ; il faut donc faire bouillir la bile avec du noir animal pur, filtrer et chercher la réaction dans le liquide décoloré. Rabuteau admettait d'ailleurs l'élimination du chlorate de potasse par la bile. Isambert, ayant examiné la bile de trois sujets morts en cours de traitement par le chlorate de potasse, n'avait trouvé ce médicament qu'une fois.

Le *Benzoate de soude* a été placé par Rutherford dans la catégorie des cholagogues. Prévost et Binet ont pratiqué, chez le chien n° 1, une injection hypodermique de 50 centigrammes; la sécrétion biliaire a doublé au bout de trois heures. L'ingestion stomacale de 2 grammes a produit le même résultat en 45 minutes; une heure plus tard la quantité de bile avait triplé. Le liquide était resté visqueux. Sur le chien n° 2 l'ingestion de 2 grammes a doublé la quantité de bile au bout de 30 minutes; une autre fois l'augmentation a été légère.

La bile des deux animaux a été évaporée au bain-marie en consistance sirupeuse, puis additionnée de plâtre et d'acide acétique. Le résidu a été desséché puis pulvérisé et épuisé par l'éther; l'éther étant évaporé et le résidu repris par l'eau, on a concentré l'eau au bain-marie; impossible de découvrir les réactions chimiques de l'acide benzoïque et de l'acide hippurique ; même résultat négatif de l'examen histologique. Au contraire l'urine contenait de l'acide hippurique.

De même Mosler a recherché vainement l'acide benzoïque dans la bile après l'ingestion du benzoate de soude.

Le *Salicylate de soude* a été vanté par Rutherford en 1880; mais déjà Blanchier (*Gaz. méd. de Paris*, 1879) avait signalé l'augmentation de toutes les sécrétions, surtout de la salive et de l'urine, sous l'influence de ce médicament ; l'augmentation de la bile a été moins forte mais plus durable dans les expériences de cet auteur. A la suite des injections intra-veineuses, l'acide salicylique était constaté dans la bile au bout d'une demi-heure. Dans l'estomac, il fallait des doses toxiques pour obtenir un résultat. Après une période d'excitation sécrétoire, l'activité des glandes se paralysait.

Prévost et Binet ont provoqué constamment, chez le chien n° 1, une augmentation de la sécrétion biliaire à l'aide du salicylate de soude. L'ingestion stomacale de 3 à 4 grammes a doublé en dix minutes la quantité de bile, et ce liquide est devenu plus fluide et plus clair ; l'animal a vomi. L'ingestion de doses faibles (20 et 50 centigrammes) n'a produit qu'une augmentation légère. L'injection hypodermique de 20 et 50 centigrammes a augmenté d'un tiers la quantité de bile sécrétée.

A la suite de l'ingestion de doses faibles, le passage de l'acide salicylique dans la bile n'a pu être démontré d'une façon indubitable ; au contraire, après les doses fortes, l'acide salicylique apparaissait très rapidement ; au bout de 10 minutes dans un cas, au bout de 30 minutes dans un autre cas, le perchlorure de fer a fait naître dans la bile la teinte violette caractéristique.

Chez le chien n° 2, les premières expériences n'avaient donné que des résultats incomplets, car l'animal supportait mal le salicylate de soude à jeun. Prévost et Binet commencèrent donc par lui faire prendre son repas de midi et n'administrèrent le médicament qu'au bout de 2 ou 3 heures. La dose ingérée fut d'un gramme le 3 mai et le 4 mai. Le premier jour on constata au bout de 15 minutes 0,77 de bile au lieu de 0,40 (chiffre moyen normal pour 5 minutes), tandis que le liquide, primitivement foncé, devenait clair et limpide. La réaction par le perchlorure de fer s'accusait nettement dans la bile au bout de 50 minutes. Le second jour, le chiffre de la bile fut porté, au bout de 20 minutes, de 0,45 à 1,28; en même temps la réaction chloruro-ferrique se produisait beaucoup plus fortement que la veille dans le liquide biliaire; l'acide salicylique existait nettement aussi dans l'urine. Au bout d'une heure la quantité de bile sécrétée était encore de 0,93 en 5 minutes.

Le *Salol* a augmenté rapidement la sécrétion biliaire dans les expériences de Prévost et Binet. Le chien n° 2 a reçu dans l'estomac, à midi, 75 centigrammes de salol; à 3 heures après midi on notait 1,15 de bile en cinq minutes, au lieu de 0,60 (chiffre noté avant l'expérience) et de 0,40 (chiffre normal moyen); à cinq heures, on notait encore 0,80. La bile ne contenait pas d'acide salicylique : au contraire l'urine donnait une réaction vive.

Le même chien, deux jours plus tard, subit en deux fois l'ingestion de 3 grammes de salol mêlés à l'eau, à 11 h. 30 du matin. A 3 h. 15 après midi, la quantité de bile sécrétée était portée de 0,40 à 0,80 en cinq minutes; à 3 h. 50, elle atteignait 1; à 4 h. 30 elle s'abaissait à 0,77. La présence de l'acide salicylique était facilement démontrée dans l'urine et dans la bile.

Le lendemain, la réaction persistait faiblement dans l'urine; elle était devenue nulle dans la bile.

La *Bile* est le meilleur cholagogue de même que l'urée est un des plus puissants diurétiques. Schiff a démontré la chose, et les expérimentateurs se sont ralliés à son opinion.

Rosenberg admet que la bile augmente surtout les matières fixes de la sécrétion hépatique. Stadelmann affirme qu'elle produit l'augmentation de l'eau et des acides biliaires mais non pas celle des pigments.

Tous les physiologistes s'accordent à attribuer aux acides biliaires une part prépondérante dans l'action produite par la bile.

Socoloff injecte du glycocholate de soude dans les veines de chiens pourvus de fistules biliaires permanentes; au bout de 15 à 30 minutes le flux biliaire qui était arrêté se manifeste. S'il verse le glycocholate de soude dans l'estomac, le phénomène ne se produit qu'au bout d'une ou deux heures. Toute la quantité de sel injectée ne se retrouve pas dans la bile.

Paschkis injecte dans la jugulaire des chiens une solution de taurocholate, de cholalate ou de glycocholate de soude à 2 0/0. Au bout de 30 secondes, la sécrétion biliaire devient double de ce qu'elle était antérieurement, et cela pendant une heure environ. Parfois le phénomène ne s'observe qu'au bout de dix minutes ; au contraire, le glycocolle et la taurine ne donnent aucun résultat.

Les expériences de Rosenkranz, d'Huppert, de Weiss aboutissent à des conclusions analogues.

Très remarquables sont les résultats de Prévost et Binet. Ces auteurs se sont servis de biles empruntées au porc, au mouton, au chien ou au bœuf; ils n'ont pratiqué ni injection sous-cutanée, ni injection intraduodénale, mais se sont contentés de faire passer dans l'estomac des chiens tantôt la bile en nature, tantôt un extrait préparé par évaporation et dessiccation au bain-marie et repris par l'eau. Dans tous les cas ils ont vu survenir une augmentation considérable de la sécrétion biliaire, débutant très rapidement (5 ou 10 minutes après l'ingestion stomacale` et se prolongeant pendant plusieurs heures.

Aucun médicament n'a produit de pareils effets Les chiffres des 12 expériences relatées mériteraien d'être cités. Voici un exemple :

Chien pesant 7,000 grammes, 9e expérience le 15 mars.

à 11 h. 44,	bile excrétée en 5 minutes.................	
à 11 h. 50,	ingestion stomacale de 4 grammes d'extrait de bile de mouton dans 40 centimètres cubes d'eau.	
à 12 h. 3,	bile excrétée en cinq minutes..................	1 50
à 1 h. 40,	— —	2 70
à 2 heures,	— —	1 80
à 2 h. 40,	— —	1 10
à 3 h. 50,	— —	1 10
à 4 h. 30,	— —	0 83
à 4 h. 50,	— —	0 50
à 5 h. 10,	— —	0 90

C. **Médicaments indifférents.** — Il faut ranger dans cette catégorie la *quinine*, la *caféine*, la *kairine* le *colombo*, le *bromure de potassium*.

La *Pilocarpine*, considérée par Prévost et Binet et par Rutherford comme un très faible cholagogue, a diminué la sécrétion biliaire dans une expérience de Paschkis.

L'*Arséniate de soude* s'est montré inactif dans 4 expériences de Prévost et Binet.

Le *Sublimé*, que Rutherford tient pour un médicament cholagogue, n'a donné aucun résultat positif dans cinq expériences de Prévost et Binet.

L'*Éther*, administré en inhalations à l'un des chiens de Prévost et Binet, n'a produit aucun effet sur la sécrétion biliaire. L'ingestion stomacale, chez le même chien, d'un et de deux grammes d'éther ne s'est pas montrée plus efficace. Des doses plus élevées ont diminué la bile chez l'autre chien des mêmes auteurs. Ce n'est donc pas à l'action cholagogue de l'éther qu'on peut attribuer l'efficacité du remède de Durande.

L'*Alcool* injecté dans le duodénum par Rutherford avec un mélange d'eau n'a pas influencé le flux biliaire. Prévost et Binet ont fait ingérer à l'un de leurs chiens une quantité d'alcool suffisante pour déterminer une légère ivresse (15 centimètres cubes d'alcool et un volume égal d'eau) : le résultat a été nul ; un vermouth apéritif contenant de la pepsine a déterminé une légère augmentation de la bile excrétée.

La *Glycérine* a complètement échoué entre les mains de Prévost et Binet : l'ingestion stomacale de 40 centimètres cubes chez le chien n° 2 est restée d'abord sans effet sur la sécrétion biliaire, tandis qu'elle produisait une diurèse abondante et de la diarrhée ; puis elle a abaissé le taux de la bile. Au contraire, Ferrand a constaté, dans des expériences sur les chiens, que la glycérine administrée par l'estomac passait en nature dans les lymphatiques et dans les canaux biliaires, qu'elle augmentait la bile sécrétée et rendait cette bile plus fluide.

D. **Médicaments diminuant la sécrétion biliaire.** — A cette catégorie appartiennent l'*acétate de plomb* (Rutherford), la *strychnine* à dose toxique, l'*atropine*, le *chlorure de lithium*, le *fer*, le *cuivre* (Prévost et Binet).

L'*Iodure de potassium* n'est pas susceptible de modifier la sécrétion biliaire ; telle est l'opinion de Rutherford. D'après Prévost et Binet, il diminue cette sécrétion ; administré à des chiens à la dose d'un à deux grammes et bien toléré par ces animaux, il a rendu la bile plus visqueuse, plus foncée, plus rare ; la diminution a souvent persisté pendant la journée qui suivait l'ingestion. En analysant les cendres de la bile, ces auteurs y ont démontré nettement la présence de l'iode 30 minutes après l'ingestion ; mais le second jour, tandis que l'urine contenait encore beaucoup d'iode, on ne retrouvait plus dans la bile que des traces de ce corps. Avant eux, Mosler avait signalé le passage de l'iodure de potassium dans la bile.

Le *Calomel*, ce roi des cholagogues aux yeux d'Annesley et d'un grand nombre de médecins, ne serait, si l'on en croit les physiologistes, qu'un vulgaire usurpateur. La commission d'Edimbourg, Bennett, Scott, Kölliker et Müller, Rutherford, Radziejewski, Prévost et Binet se sont levés tour à tour pour proclamer sa déchéance. Parmi les physiologistes, Buchheim a seul pris sa défense en déclarant que la coloration verte des selles était due *en partie* à son influence.

C'est sur cette coloration verte des matières fécales, observée à la suite des prises de calomel, que le médicament fondait sa réputation ; or la teinte verte est due non pas à la bile déversée dans l'intestin mais au sulfure de mercure formé sous l'influence du calomel. Pour démontrer la chose, il suffit d'examiner les déjections des chiens fistulés (cholédoque sectionné entre 2 ligatures); malgré l'absence complète de flux biliaire, le calomel provoque des selles vertes (Prévost et Binet).

Rutherford, ayant constaté que le sublimé augmentait la sécrétion biliaire, pensa que la masse de calomel ingérée pouvait se dédoubler dans l'économie ; l'une des parties s'étant transformée en sublimé, l'autre pouvait acquérir à son contact des vertus cholagogues. Prévost et Binet refusent au sublimé aussi bien qu'au calomel la dénomination de cholagogue. D'après eux, en outre, le mercure passe très difficilement dans la bile.

E. Médicaments modifiant la composition de la bile. — Les substances qui augmentent la sécrétion biliaire rendent en général la bile plus fluide ; la bile de bœuf est seule susceptible d'augmenter uniquement les parties solides chez le chien.

On sait peu de chose sur l'influence de l'alimentation au point de vue de la qualité de la bile. Naunyn admet que les aliments azotés augmentent les acides biliaires, mais que les alcalins à haute dose n'augmentent pas l'alcalinité du liquide ; au contraire, l'action des alcalins, à ce point de vue, semble évidente à plusieurs auteurs.

J'étudierai ailleurs l'influence de la soude, de la potasse et de la chaux sur la genèse des calculs biliaires.

Il ne faut pas penser que les cholagogues passent plus facilement que les autres remèdes dans le liquide biliaire. Il n'y a pas de rapport constant entre l'élimination d'une substance par la bile et l'action cholagogue de cette substance : Prévost et Binet ont insisté sur le fait.

Voici, par exemple, le bromure et l'iodure de potassium, rangés dans la catégorie des remèdes indifférents ou nuisibles à la sécrétion, et qui font passer dans la bile du brome et de l'iode. Voici le fer, l'arsenic, le mercure, le plomb, qui se comportent de la même manière. Au contraire, la térébenthine, la terpine, le terpinol, le chlorate de potasse, l'acide salicylique sont susceptibles à la fois d'augmenter le flux biliaire et de se mélanger à la bile.

Les matières colorantes (fuchsine, cochenille, indigo-carmin, rouge d'aniline) qu'on trouve dans la bile ne paraissent pas produire de variations quantitatives du liquide.

La bile ingérée par les animaux joint à son action cholagogue la propriété de modifier les qualités du liquide excrété. L'augmentation des matières fixes, sous son influence, a été constatée par Schiff et par Rosenberg. Mêmes résultats par l'injection dans le sang des sels biliaires (Huppert a vu augmenter la proportion des glycocholates) et par l'ingestion gastrique des mêmes corps. Weiss, ayant fait ingérer du glycocholate de soude à des chiens, en a retrouvé dans la vésicule ; or la bile normale du chien ne contient que du taurocholate ; un chien ayant reçu du glycocolle et du cholate de soude, sa bile a contenu 13 0/0 de glycocholate. Wertheimer a vu passer *en nature* la bile du mouton à travers le foie du chien : la bile du chien en expérience fournissait au spectroscope les bandes de la cholohématine qu'on ne trouve à l'état normal que chez le bœuf et le mouton.

CHAPITRE III

Réactions physiologiques du foie, producteur de glycogène.

Le parenchyme hépatique contient en quantité considérable une substance susceptible de se transformer en glycose : la matière glycogène, découverte en 1859 par Cl. Bernard.

Cette matière ne provient pas directement des aliments ; elle est formée et emmagasinée par la cellule hépatique, résidant non pas dans le protoplasma mais dans le paraplasma de la cellule. Elle représente une réserve hydrocarburée qui se transforme en sucre suivant les besoins de l'organisme.

Lorsqu'on parle de fonction glycogénique du foie, il faut donc comprendre deux choses : la fabrication du glycogène et la transformation du glycogène en sucre.

Le sang des veines sus-hépatiques est beaucoup plus sucré que celui de la veine porte. Bouchard a calculé que, chez l'homme, le foie devrait livrer au moins 1850 grammes de sucre en 24 heures.

Le foie fournit aux muscles le sucre nécessaire à leur activité ; c'est au sucre et non pas aux matières azotées qu'est réservée la tâche d'entretenir la chaleur animale. Le foie représente donc la source principale de cette chaleur.

Si la piqûre du plancher du 4e ventricule (Cl.

Bernard), celle de la protubérance, des pédoncules, des faisceaux antérieurs et postérieurs de la moelle, si l'excitation du bout central des pneumo-gastriques, du nerf sciatique, du nerf dépresseur de Cyon déterminent la glycosurie, c'est en exagérant l'activité transformatrice du foie plutôt qu'en provoquant la surproduction du glycogène.

Inversement, la section des pneumogastriques au cou et la section de la moelle au-dessus du renflement cervico-brachial font disparaître le sucre et aussi le glycogène hépatique (Cl. Bernard).

Après la double vagotomie, la piqûre du bulbe produit encore la glycosurie ; cela prouve que, si les pneumo-gastriques sont indispensables au maintien de la fonction glycogénique, ce n'est pas en qualité de conducteurs de l'excitation bulbaire ; ils constituent des conducteurs centripètes et non centrifuges.

Les expérimentateurs ont fait disparaître le glycogène en liant l'artère hépatique (Arthaud et Butte), en liant le canal cholédoque (V. Willich, Dastre).

1° AUGMENTATION DU GLYCOGÈNE HÉPATIQUE

L'augmentation du glycogène résulte de l'ingestion des *hydrocarbures* et des corps qui en dérivent. Roger indique notamment les substances suivantes : fécule, dextrine, dextrose, lévulose, galactose, saccharose, raffinose, dulcite, quercite, érythrite, mannite, saccharine.

D'après C. Voit, la lactose et la galactose ne peuvent donner de glycogène.

Cl. Bernard a constaté que le glycogène se rencontrait chez les chiens nourris de *gélatine* ou de *viande*. Pour démontrer que le glycogène résulte bien de l'ingestion des matières albuminoïdes que contient la viande et non pas des hydrocarbures qui y sont renfermés, Wolffberg et Naunyn ont donné à des chiens de la viande privée d'hydrocarbures par une ébullition prolongée ; Kulz a donné de la viande qui avait macéré deux jours entre 30° et 38°, et aussi de la fibrine, de la caséine, de l'albumine, du sang ou de l'œuf : dans tous les cas le glycogène se formait dans le foie. Donc l'opinion de Cl. Bernard est exacte.

Il faut savoir que les féculents favorisent plus que les albuminoïdes la glycogenie hépatique. Pavy a démontré la chose par des expériences comparatives. Le sucre et la dextrine ont, à ce point de vue, d'après Seegen, une situation privilégiée. Rien n'égale le régime mixte, composé de sucre et d'albuminoïdes, pour provoquer l'accumulation du glycogène.

Les *graisses* n'ont qu'un rôle secondaire.

La *glycérine* n'agit pas lorsqu'elle est introduite directement dans les vaisseaux sanguins ; ingérée dans l'estomac, au contraire, elle augmente le glycogène (Luchsinger, Heidenhain). Ransom prétend que cette action de la glycérine n'est pas attribuable à un apport de matériaux utiles, mais à l'arrêt de la transformation du glycogène en sucre ; cet arrêt n'est pas douteux puisque, après l'ingestion de la glycérine, la piqûre du quatrième ventricule cesse de provoquer la glycosurie.

A côté des aliments, certaines substances augmentent la richesse glycogénique du foie. Röhmann cite l'asparagine, le glycocolle, le carbonate d'ammoniaque ; il considère le *carbonate de soude* comme indifférent. Contrairement à Pavy, qui tient le carbonate de soude pour un destructeur du glycogène, Morat et Dufour attribuent à ce corps une influence positive. Ehrlich a constaté d'ailleurs que le foie de grenouilles plongées dans des solutions sucrées ne contenait de glycogène qu'après l'addition du carbonate de soude à ces solutions. Lépine considère l'*antipyrine* comme un agent glycogénique.

L'augmentation du glycogène s'effectue passagèrement chez les animaux dont on élève la température. Examinant le foie de divers sujets, Butte a constaté une grande quantité de sucre et de glycogène chez des individus enlevés par des hémorrhagies traumatiques ou puerpérales.

L'influence des médicaments sur la fonction glycogénique du foie mérite d'être étudiée : on verra que cette fonction est inséparable de l'action destructrice des poisons.

2° DIMINUTION DU GLYCOGÈNE HÉPATIQUE

Le jeûne provoque la diminution et même la disparition complète du glycogène. Chez le lapin, on constate parfois cette disparition au bout de deux jours d'inanition (Luchsinger); mais, en général, elle n'a lieu qu'au bout de quatre, six et même huit jours. Résultats à peu près semblables chez le cobaye et le poulet. Le chien conserve plus longtemps sa réserve glycogénique; elle n'est épuisée qu'au bout de trois semaines (Roger). Chez la grenouille, le glycogène diminue plus lentement pendant l'hibernation qu'il ne le fait en été sous l'influence de l'inanition.

L'échauffement, après avoir exagéré la réserve glycogénique, ne tarde pas à la diminuer. Cl. Bernard et Bouley ont constaté cette diminution chez les animaux atteints de fièvre, alors même qu'on continuait à les alimenter.

Le refroidissement détruit le glycogène. Cl. Bernard, ayant exposé deux cobayes à l'action du froid pendant une heure et demie, constata que le foie de l'un d'eux ne contenait plus de glycogène ; cette substance reparut chez l'autre après l'échauffement progressif.

Mêmes résultats à la suite des exercices violents, de la fatigue, du vernissage.

Les poisons sclérosants (phosphore, antimoine, arsenic), le curare, la strychnine sont des agents destructeurs du glycogène.

CHAPITRE IV

Réactions physiologiques du foie, producteur d'urée et d'acide urique.

L'excrétion de l'*urée* varie au cours des affections hépatiques. De là le rôle attribué au foie par les médecins (Meissner, Frerichs, Murchison, Brouardel) dans la fabrication de l'urée : si celle-ci augmente, c'est qu'il y a hyperémie, exaltation de l'activité normale de l'organe ; si elle diminue, c'est que la cellule hépatique est profondément altérée.

Certaines expériences peuvent être invoquées en faveur de cette opinion. Mosler a constaté que le foie contenait toujours de l'urée. Cyon a vu les courants sanguins qui traversaient le foie se charger d'urée. D'après Schrœder et Salomon, le sang qui renferme du carbonate d'ammoniaque va former de l'urée dans le foie. L'excrétion de l'urée augmente lorsqu'on électrise le foie (Stolnikow, Sigrist). Après ligature des vaisseaux du foie, Schrœder a constaté que l'injection du carbonate d'ammoniaque dans le sang n'augmentait plus l'urée.

D'autres résultats expérimentaux seraient défavorables à l'uropoïèse hépatique : quantité d'urée égale dans les veines sus-hépatiques et les autres veines, persistance de l'urée dans l'urine des oiseaux après extirpation du foie.

Il est certain que le foie n'a pas le monopole de

la fabrication de l'urée qui peut se former dans d'autres parties de l'organisme; mais il a seul la propriété de transformer en urée les sels ammoniacaux, au moins les sels à acides faibles (il n'agit pas sur les sulfates et les chlorhydrates). Grâce à cette propriété, il protège le foie, et, d'autre part, il prépare la sécrétion urinaire, les expériences de Bouchard ayant établi que l'urée est un diurétique physiologique (Roger).

Noël Paton a établi que l'uropoièse est solidaire de la biligénie; les médicaments qui détruisent les hématies augmentent simultanément la sécrétion biliaire et la production de l'urée. Tel serait le double effet de la colchicine, de l'acide pyrogallique, du benzoate de soude, du salicylate de soude.

Le salicylate de soude, dont j'ai indiqué les vertus cholagogues, active, d'après Byasson, l'élimination de l'urée et de l'acide urique. Wolfsohn, l'ayant administré à des chiens, à la dose quotidienne de 5 grammes, a vu constamment s'accroître la quantité de principes azotés dans l'urine. Contrairement à ces observateurs, Robin a constaté que, chez les typhiques traités par l'acide salicylique, les phosphates et les carbonates augmentaient dans l'urine; l'urée ne variait pas d'une façon sensible. E. Marrot a constaté, chez les rhumatisants, la diminution de l'urée sous l'influence de l'acide salicylique.

Bouchard a analysé pendant 36 jours l'urine d'un individu bien portant qui, pendant 9 jours, avait absorbé une dose quotidienne de 4 grammes de salicylate de soude. Le poids total des matières solides augmenta dans la proportion de 19 0/0; mais cette augmentation fut imputable à l'accroissement des matières extractives (le salicylate de soude est un puissant agent d'élimination); les phosphates conservèrent leur taux normal et l'urée diminua. Cette diminution fut attribuée à la formation de l'acide salicylurique, lequel fixe du glycocolle.

Le foie produit de l'*acide urique*; la chose a été démontrée sur les oiseaux par Minkowski. Chez les mammifères le foie contient plus d'acide urique que le sang (Cloetta, Stokvis, Meissner). On a même dit que l'acide urique provenait du glycocholate de la bile.

CHAPITRE V

Réactions physiologiques du foie, transformateur des matières grasses.

On voit, pendant la digestion, les gouttelettes graisseuses s'accumuler dans les cellules qui occupent la périphérie des lobules hépatiques; mais la graisse peut passer dans la bile et former une sorte de vernis protecteur sur les parois des canaux biliaires et de la vésicule (Virchow, Rosenberg).

Si les graisses émulsionnées qui passent dans les chylifères échappent au foie, les graisses neutres sont en partie dédoublées dans l'intestin et donnent naissance à de la glycérine et à des acides gras qui s'unissent aux alcalis de la bile pour former des savons. L'action du foie sur les savons a été démontrée par Munk ; les effets toxiques des savons sont beaucoup plus considérables après introduction dans les veines de la circulation générale qu'après introduction dans la veine porte.

Dans le parenchyme hépatique les graisses se transforment, d'après Harley, en cholestérine; d'après Seegen en glycogène et en sucre.

Pendant la grossesse et la lactation la graisse s'accumule dans les cellules centrales du lobule, constituant ainsi une réserve qui fournira les matières grasses du lait.

Dans l'engraissement des volailles, les quantités de

graisse déposées dans le foie sont supérieures à celles qu'on fait ingérer : les féculents, en effet, sont utilisés pour la formation de la graisse dans le foie. Il y a donc là plus qu'un simple arrêt des matières grasses.

Je reviendrai sur ces phénomènes à l'occasion du traitement de la stéatose hépatique.

CHAPITRE VI

Réactions physiologiques du foie, détenteur et destructeur des poisons.

Lorsque j'ai parlé des médicaments susceptibles de modifier la composition de la bile, j'ai indiqué les substances qui, ayant traversé le foie, se retrouvent dans ce liquide. Il faut citer le cuivre, le fer, le zinc, le manganèse, l'argent, l'antimoine, le mercure, le ferrocyanure de potassium, diverses matières colorantes, la chlorophylle, l'acide phénique, la térébenthine, l'acide salicylique, le chlorate de potasse, les sucres, l'albumine, la strychnine, le curare, l'acide glycocholique. Au contraire l'acide benzoïque, le calomel, le nitrate de potasse, la quinine, la nicotine, le lithium ne passent pas dans la bile.

D'après Cl. Bernard et Mosler le foie fixe les iodures, d'après Féré les bromures ; Prévost et Binet ont constaté le passage du bromure et de l'iodure de potassium dans la bile.

C'est Orfila qui a montré le premier comment le foie emmagasinait certains *poisons minéraux*. Les médecins légistes se sont empressés de mettre à profit sa découverte pour la recherche de l'arsenic. Paganuzzi et Lussana ont soutenu que les effets reconstituants et hématopoiétiques des préparations martiales étaient dus à l'action intime des sels de fer sur la cellule hépatique.

Les *alcaloïdes végétaux* sont presque toujours arrêtés par le foie. La chose a été mise en évidence par Heger (1873), Schiff (1877), Jacques (1880), Roger (Thèse de Paris 1886).

Trois méthodes conduisent à la démonstration.

1re *méthode.* — On empoisonne un animal et on recherche le poison dans les viscères et les tissus.

2e *méthode.* — On étudie comparativement la marche de l'intoxication chez un animal à qui on a extirpé le foie (batraciens) ou lié la veine porte (chien). L'hyoscyamine, par exemple, à la dose de 2 décigrammes, tue un kilogramme de grenouille ; pour tuer le même poids de grenouille privée de foie, une dose d'un décigramme suffit. Avec la nicotine, il faudra d'un côté le chiffre 34, de l'autre 8 seulement.

3e *méthode.* — On injecte comparativement les poisons dans les veines de la circulation générale et dans le système porte.

Voici, par exemple, l'atropine ; il suffit de 41 milligrammes de sulfate neutre d'atropine pour tuer un kilogramme de lapin, si le poison est injecté dans les veines de l'oreille ; lorsque le poison pénètre dans les veines de l'intestin, il faut 192 milligrammes : la différence représente ce que le foie a détourné à son profit, c'est-à-dire plus des trois quarts de l'agent toxique (Roger).

Étudiant la toxicité du curare, atténuée par l'ingestion stomacale, Cl. Bernard avait bien compris que l'atténuation ne devait pas être attribuée au suc gastrique : lorsqu'on mélange le curare au suc gastrique et qu'on l'injecte ensuite sous la peau, il conserve toute sa virulence, car alors il ne rencontre pas cet obstacle vivant qui est le foie.

Le chlorhydrate de cocaïne perd la moitié de sa

toxicité lorsqu'on l'injecte dans le système porte (Gley). Une quantité énorme de cet alcaloïde (50 centigrammes peut être ingérée sans dommage par la voie buccale chez l'homme, tandis que la même quantité, injectée sous la peau, produirait la mort; seulement il faut fractionner les doses (Dujardin-Beaumetz). D'après Roger, le foie agit sur les solutions diluées et non sur les solutions concentrées : de là certaines erreurs d'appréciation dans les expériences.

Il nous appartient d'utiliser ces notions lorsque nous choisissons la voie hypodermique pour administrer les médicaments. D'abord nous évitons la rencontre du suc gastrique et des sucs intestinaux; ensuite nous nous mettons en garde contre l'action destructrice du foie. Cet organe enlève aux alcaloïdes, d'une façon générale, la moitié de leur toxicité; comparées aux doses administrées par la bouche, les injections sous-cutanées seront donc faites avec des doses deux fois moindres.

La troisième catégorie de poisons à étudier est celle des *alcaloïdes organiques*.

Plusieurs physiologistes s'étaient déjà demandé comment l'organisme résistait aux poisons versés dans le tube digestif, et Stich avait formulé l'hypothèse de la neutralisation de ces substances dans un point spécial de l'économie, lorsqu'en 1877 Lautenbach vint soutenir que le mystérieux agent destructeur était en réalité le foie; il affirma aussi qu'à l'état physiologique un poison se produisait dans l'organisme et que ce poison était voué à l'anéantissement dans le parenchyme hépatique. Plus tard devaient paraître les travaux de Gautier, les recherches de Bouchard, les belles expériences de Roger.

Les toxines susceptibles de mettre à l'épreuve l'énergie destructrice du foie ne sont pas seulement introduites par l'alimentation. Elles sont aussi fabriquées dans l'organisme vivant.

On leur reconnaît quatre sources.

Ce sont d'abord les ptomaïnes qui proviennent des substances animales ingérées.

Ensuite les produits de putréfaction qui prennent naissance à côté des peptones; ici interviennent les fermentations liées aux lésions gastro-intestinales. Ces produits se modifient dans le parenchyme hépatique : l'indol, le phénol se sulfo-conjuguent d'où l'indoxyl et le phénylsulfate, c'est-à-dire des corps peu toxiques.

En troisième lieu, les poisons microbiens, tels qu'on les rencontre par exemple dans l'intestin des typhiques et que les sécrètent certaines bactéries pathogènes.

Enfin les produits de la vie cellulaire : Gautier a montré, en effet, que la cellule organique fabriquait des toxines au même titre que la cellule végétale et ces toxines trouvent dans l'intestin une voie d'élimination; la bile entraine d'ailleurs au dehors une partie de ces toxines.

Roger a démontré le rôle antiseptique ou toxicide du foie de deux manières.

Il a prouvé que le sang défibriné du chien était beaucoup plus toxique pour le lapin lorsqu'on l'empruntait à la veine porte que lorsqu'on le puisait dans les veines sus-hépatiques, c'est-à-dire lorsqu'il avait subi l'épuration dans le foie. La toxicité du premier serait trois fois plus grande que celle du second.

Il a comparé, d'autre part, comme il l'avait fait pour les alcaloïdes végétaux, la toxicité des substances d'origine animale, suivant qu'elles étaient introduites par la veine de l'oreille ou par la veine porte, chez le lapin; et, pour la résistance de la grenouille, il a apprécié l'amoindrissement produit par l'extirpation du foie.

Le tableau suivant résume les résultats principaux :

SUBSTANCE INJECTÉE	INJECTIONS PAR		RAPPORT
	veine de l'oreille	veine porte	
Matières pourries (extrait alcoolique)...........	22cc2	54cc2	2.26
Peptones..............	1gr69	4gr07	2.4
Carbonate d'ammoniaque.	0, 248	0, 401	1.617
Lactate d'ammoniaque...	0.634	1. 13	1.79
Acétone...............	6.94	6. 96	1
Bile de bœuf.......	4	6	1.5
Urine humaine...	34.28	67. 42	1.96

C'est bien à la cellule hépatique qu'est dévolu le rôle d'arrêt des alcaloïdes organiques; triturés en effet avec des fragments de parenchyme, ceux-ci perdent de leur toxicité. Roger a répété pour ces corps la démonstration donnée pour les alcaloïdes d'origine végétale.

Pour apprécier, en clinique, l'intégrité de la fonction toxicide du foie, nous possédons trois procédés : la recherche de l'urobiline dans l'urine, la recherche du coefficient toxique de l'urine, la recherche de la glycosurie expérimentale.

Ce dernier procédé est fondé sur la notion, fournie

par Roger, de l'union intime qui existe entre l'intégrité de l'activité glycogénique et celle de l'énergie destructrice des poisons. Un foie qui ne contient plus de glycogène cesse, par cela même, d'agir sur les substances toxiques qu'il doit arrêter ou transformer. Roger a démontré la chose chez les animaux soumis à l'inanition, chez ceux dont le glycogène avait été supprimé par la ligature du canal cholédoque ou la section des nerfs vagues au cou.

Est-il possible d'augmenter l'activité toxicide du foie? On devrait pouvoir le faire en stimulant la fonction glycogénique à l'aide des procédés que j'ai indiqués et parmi lesquels plusieurs sont à la portée des médecins. Roger a démontré que la stimulation du foie par les injections d'éther dans la veine porte exaltait le rôle protecteur de l'organe.

Je reviendrai sur les applications cliniques et thérapeutiques.

DEUXIÈME PARTIE

LES RÉACTIONS PATHOLOGIQUES DU FOIE, SOURCES D'INDICATIONS THÉRAPEUTIQUES ET PROPHYLACTIQUES

Je me suis efforcé, dans la première partie de ce livre, d'isoler idéalement la cellule hépatique et d'analyser chacune de ses fonctions physiologiques.

Ici l'*analyse* n'est plus possible.

La pathologie se joue des règlements que nous prétendons lui imposer. Elle franchit les barrières que nous dressons devant ses pas. Elle ne connait ni asservissement, ni discipline. Elle veut avoir les coudées franches.

Il faut donc faire de la *synthèse*.

J'étudierai successivement l'étiologie et la pathogénie générales, la séméiologie avec les indications thérapeutiques qui en découlent, les médications.

CHAPITRE PREMIER

Étiologie et pathogénie générales.

A. *Intoxications.* — Le foie a trois voies ouvertes aux poisons : la voie sanguine, la voie lymphatique et la voie biliaire. C'est la première qui donne le plus volontiers accès aux éléments nuisibles.

L'*alcool* est, de tous les poisons, celui qui livre à la cellule hépatique les plus rudes combats ; il la transforme en graisse ou la détruit ; en même temps, il frappe les vaisseaux et la trame conjonctive. L'intensité et la modalité de l'influence nocive dépendent de la qualité et de la quantité de l'alcool introduit dans l'organisme. Le *phosphore* et l'*arsenic* causent la dégénérescence graisseuse de la cellule. Le *plomb* s'adresse plutôt à l'appareil vaso-moteur du foie (rétraction de l'organe dans la colique de plomb) ; il semble respecter l'élément noble.

Les *alcaloïdes d'origine végétale* viennent des voies digestives, à la suite d'ingestions volontaires ou accidentelles, ou des voies respiratoires ou des capillaires sous-cutanés (injections hypodermiques).

Les *alcaloïdes d'origine animale* sont mis en liberté dans l'intestin ; ce sont les ptomaïnes et les leucomaïnes provenant de la décomposition de la viande, des poissons, des crustacés qui servent à l'alimentation.

La liste des poisons est trop longue pour que j'essaie de la dresser tout entière.

B. *Infections.* — J'indiquerai les principales. L'infection *coli-bacillaire* est la plus fréquente ; elle frappe spécialement les voies biliaires où le coli-bacille a été trouvé par Bouchard, Netter, Renaut, Dupré, Gilbert et Girode, Létienne, etc. Le même bacille a été vu dans le pus des abcès du foie par Veillon et Jayle.

L'infection *staphylococcique* est à rapprocher de la précédente. Le *staphylococcus aureus* a été vu dans les canaux biliaires par Brieger, Netter et Martha, Dupré, Girode, Frænkel, Létienne, Naunyn, etc.; l'*albus* par quelques-uns de ces micrographes ; les mêmes microbes existent dans le pus de certains abcès hépatiques d'après Kartulis, Bertrand et d'autres.

L'infection *streptococcique* a été démontrée par les recherches de Malvoz, Dupré, Claisse, Létienne, Ménétrier et Thiroloix, Rovighi, Leyden.

Les infections *pneumococcique* (Alessi, Pernice, Létienne, Netter, Canon), *morveuse* (Ferraresi et Guarnieri), *charbonneuse* (Œmler, Straus et Chamberland), *cholérique* (Nicati et Rietsch, Girode), doivent être considérées comme rares.

L'infection *typhoïdique* est plus commune (Legrix, Gilbert et Girode, Dupré, Bertrand).

Plus fréquente encore l'infection *dysentérique*. Lœsch, Sonsino, Kartulis, Massintine ont décrit des amibes, Chantemesse et Widal un bacille spécifique. Les abcès du foie d'origine dysentérique ne renferment souvent que des streptocoques ou des staphylocoques (Bertrand, Kartulis), des diplocoques (Souques). Souvent le pus de ces abcès est stérile (Laveran, Netter, Talamon, Arnaud et d'Astros).

Les infections *polybactériennes* résultent de l'association des divers microorganismes que j'ai cités.

L'infection *tuberculeuse* se traduit par des lésions macroscopiques et microscopiques. Ici il n'y a pas seulement à considérer le tubercule et les bacilles ; il faut voir, en outre, les lésions dégénératives.

L'infection *syphilitique* frappe l'organe à la période secondaire et plus encore à la période tertiaire. Les microbes sont encore inconnus.

L'infection *paludéenne* se traduit d'abord par la congestion puis par la dégénérescence granulo-graisseuse des cellules, les altérations des voies biliaires, les cirrhoses.

L'infection *cancéreuse* méritera d'être placée là, si l'on démontre la nature parasitaire du carcinome.

L'infection *xanthogénique* (fièvre jaune) provoque une stéatose aiguë, mais curable. Les agents pathogènes restent encore à déterminer.

A côté des parasites microscopiques il faut signaler les parasites visibles à l'œil nu : *tænia echinococcus*, *distomes*, *ascarides*, *actinomyces*.

C. *Dyscrasies*. — Le *rhumatisme* prédispose aux affections hépatiques, mais plus encore la *goutte* dont j'étudierai les fluxions, les congestions, les manifestations chroniques ; l'*arthritisme* a ses déterminations sur l'appareil biliaire. La *leucémie* provoque l'hypertrophie du foie ; on trouve des amas leucocytiques dans la trame de l'organe.

D. *Désordres circulatoires*. — A côté de ceux qu'engendrent les intoxications, les infections et les dyscrasies, il faut envisager ceux qui surviennent sous l'influence des perturbations nerveuses (cerveau, moelle, actions réflexes) et des troubles cardiaques.

E. *Arrêt de l'excrétion biliaire*. — La sécrétion biliaire peut être entravée par une des causes que j'ai signalées. Les obstacles apportés à l'excrétion de la bile (calculs, compression des canaux) ont leur retentissement sur la glande elle-même.

CHAPITRE II

Séméiologie générale.

La *douleur* fait souvent défaut dans les affections hépatiques. En dehors de l'hépatalgie essentielle, elle n'est vive que dans certaines congestions actives, dans les hépatites aiguës, les abcès et surtout la lithiase biliaire.

Les *variations de volume* du foie ont une importance considérable. C'est l'augmentation qui se manifeste le plus souvent. Le foie peut être rétracté au cours de la colique de plomb; il s'atrophie dans certaines cirrhoses.

L'*ictère* est le symptôme banal des maladies du foie. Il est dû à la résorption des pigments élaborés par cet organe. Ces pigments dérivant des matières colorantes du sang, il était naturel de supposer que la détérioration de ces dernières pouvait, sans le secours du foie, faire naître la jaunisse. On a donc admis des ictères d'origine hépatique et des ictères d'origine hématique ou ictères sanguins. Gubler a donné le nom d'*hémaphéique* à l'ictère dû aux chromogènes hématiques, ceux-ci étant accumulés dans le sang en trop grande quantité pour subir la transformation dans le foie ou se heurtant à des lésions du foie qui causent l'insuffisance physiologique de cet organe. Mais l'hémaphéine sur laquelle se fondait la doctrine de Gubler n'existe pas. Nous connaissons, au contraire, des pigments biliaires modifiés, et spécialement un pigment rouge brun, qui sont susceptibles de colorer les téguments et les humeurs. La présence de ces pigments modifiés dans le sang et dans l'urine permettra de caractériser certaines variétés d'ictère. Je ne parle pas ici de l'urobiline qui n'a pas de pouvoir tinctorial suffisant pour susciter, à elle seule, la jaunisse.

On tend à admettre actuellement que, sans lésion du foie ou des voies biliaires, il n'y a pas de résorption des pigments normaux ou modifiés de la bile, et, par conséquent, pas d'ictère vrai. Les ictères d'origine hématique, tels que l'ictère consécutif aux traumatismes (Poncet), l'ictère par homoglobinémie toxique (Hayem) ne sont que de faux ictères. Ils n'introduisent pas de pigments biliaires dans l'urine.

Les ictères vrais ou ictères d'origine hépatique peuvent être répartis en trois catégories distinctes :

A. Ictères *biliphéiques*, dus à la résorption des pigments biliaires normaux, soit à la suite d'un arrêt du cours de la bile (catarrhe des voies biliaires, obstruction calculeuse, etc.), soit par le fait de l'hypersécrétion biliaire (polycholie ou pléiochromie). Dans les deux cas, les pigments existent dans l'urine et, sous l'influence de l'acide nitrique nitreux, fournissent la zone verte et les anneaux blanc, violet, rouge et jaune, qui caractérisent la réaction de Gmelin. L'ictère par rétention complète s'accompagne de décoloration absolue des matières fécales ; dans l'ictère par rétention incomplète, par polycholie, ou par pléiochromie, les matières conservent leur coloration.

B. Ictères *hémaphéiques purs* d'Hayem, renseignant moins bien sur l'état des voies biliaires mais beaucoup mieux sur l'état de la cellule hépatique dont ils démontrent l'inertie physiologique en prouvant que cette cellule est devenue inhabile à utiliser les chromogènes du sang. Ici le sérum sanguin contient de l'urobiline, des pigments biliaires modifiés, spécialement du pigment rouge brun. Mêmes éléments dans l'urine en proportions variables. Pas de réaction de Gmelin. Pas de décoloration des matières fécales.

C. Ictères *mixtes* dus à la résorption combinée des pigments biliaires normaux, des pigments biliaires modifiés, de l'urobiline.

La *fièvre* n'est pas constante. Quand elle existe, elle est rémittente (Monneret) ou intermittente (Charcot); dans ce dernier cas elle simule la fièvre palustre, avec ses stades de froid, de chaleur, de sueur, quelquefois avec son type tierce. Elle trahit, suivant l'expression de Charcot, la présence d'un poison morbide pyrétogène. Elle révèle la résorption des toxines, des principes infectieux qu'a déterminés partiellement la bactériologie et dont j'ai fourni l'énumération encore incomplète.

L'*hypothermie*, plus grave encore que l'hyperthermie, paraît être liée à la cholémie dans les maladies du foie comme à l'urémie dans les maladies des reins; elle révèle une intoxication par les matériaux de la bile que le foie se refuse à éliminer. On l'observe dans l'ictère grave. Hanot l'a signalée dans l'infection coli-bacillaire.

Le *ralentissement du pouls* existe dans l'ictère apyrétique; il faut signaler aussi les intermittences, l'arythmie.

Les *troubles cardiaques* d'origine hépatique (palpitations, accès pseudo-angineux) ont été étudiés par Potain qui a signalé la dilatation du cœur droit et l'insuffisance tricuspidienne d'ordre réflexe.

Inversement les lésions du cœur retentissent sur le foie.

La *dyspnée* peut être due à l'hypertrophie hépatique, cause de compression du poumon droit, ou aux affections pleuro-pulmonaires secondaires; on connaît la congestion pulmonaire, dite réflexe, développée au cours des maladies du foie. La dyspnée est souvent liée à l'état fébrile, à l'intoxication, à l'anoxémie, à la cholémie.

La *toux hépatique*, souvent difficile à reconnaître, est brève et sèche.

Les *désordres nerveux* sont, à côté des douleurs localisées à l'hypochondre droit, les névralgies à distance, la douleur à l'épaule droite. La mélancolie est commune dans les affections chroniques du foie; le *délire* existe dans les affections aiguës, fébriles. Parmi les troubles de la sensibilité spéciale, il faut signaler la xanthopsie et l'héméralopie. Le prurit cutané est habituel dans l'ictère.

Les *hémorrhagies* sont fréquentes. Elles résultent de l'altération du sang et de l'infection dans les formes graves de l'ictère, dans les hépatites aiguës. Au cours de la cirrhose, on les voit résulter à la fois de troubles mécaniques et dyscrasiques : hématémèses, hémorrhagies intestinales et œsophagiennes, apoplexie pulmonaire, pétéchies. L'épistaxis a attiré spécialement l'attention des observateurs.

La *tuméfaction de la rate* est habituelle chez les sujets atteints de maladies infectieuses. Elle accompagne presque toujours la tuméfaction du foie dans les processus chroniques. La cirrhose atrophique n'existe pas sans gonflement de la rate.

L'*ascite* se manifeste chaque fois que la veine porte est oblitérée ou comprimée; le développement du réseau veineux sous-cutané peut suppléer, pendant quelques temps, à l'insuffisance du réseau porte. Il faut distinguer l'ascite due aux lésions péritonéales de l'ascite par lésion du foie.

Les *exanthèmes* (urticaire, érythèmes, prurigo, xanthélasma) existent surtout dans les ictères prolongés.

Les *troubles digestifs* méritent une mention spéciale. Ils précèdent, en général, les manifestations hépatiques; s'ils sont secondaires, ils constituent de redoutables complications. Impossible de viser le foie, dans notre action thérapeutique, sans nous préoccuper d'abord de l'estomac et de l'intestin. Enduit saburral de la langue, goût amer de la bouche, inappétence, nausées, vomissements, alternatives de diarrhée et de constipation, tels sont les phénomènes habituels. Le traitement des dyspepsies gastro-intestinales liées aux diverses maladies du foie sera étudié à propos de chacune d'elles.

L'*examen des matières fécales* ne sera jamais négligé. Il nous renseigne sur la perméabilité du canal cholédoque : décoloration lorsque le canal est obstrué. S'il y a polycholie, ou pléiochromie, ou ictère hémaphéique, les matières sont teintées par la bile.

L'*urine* fournit des renseignements de la plus haute valeur.

Les *pigments biliaires normaux* lui donnent une coloration brunâtre bien connue. Pour les mettre en évidence, il faut avoir recours à l'acide nitrique nitreux (réaction de Gmelin). Sur les parois d'un verre à expérience contenant de l'urine, on verse l'acide goutte à goutte ; au point de contact apparait une zone verte, au-dessous de laquelle se montrent ensuite des anneaux blanc, violet, rouge, jaune.

La réaction de Gmelin caractérise simultanément la bilirubine, la biliverdine et la biliprasine.

Les *pigments biliaires modifiés* ne sont pas décelés par la réaction de Gmelin. En présence de l'acide nitrique nitreux, ils fournissent une teinte brun acajou plus ou moins foncé. Parmi ces pigments, le mieux connu est le pigment rouge brun. Ce sont les pigments qui constituent probablement l'hémaphéine supposée de Gubler. Dans son ictère hémaphéique (qui était sans doute, d'après Hayem, un ictère polypigmentaire), Gubler insistait sur la coloration des linges en jaune rougeâtre, chair de saumon ou melon, que donnait l'urine, et sur l'absence de précipité résinoïde soluble dans l'alcool ; l'urine biliaire traitée par l'acide nitrique fournit ce précipité.

Les pigments doivent être recherchés à l'aide du spectroscope.

L'*urobiline* révèle toujours, d'après Hayem, une altération de la cellule hépatique. Hayem la recherche dans l'urine à l'aide d'un petit spectroscope à vue directe ; elle fournit une raie caractéristique située entre les raies *b* et *f* de Frauenhofer. Pour bien observer l'urobiline, il faut avoir soin de filtrer l'urine et de l'acidifier avec un peu d'acide acétique. Hayem met l'urine dans un petit tube à analyse. Dujardin-Beaumetz emploie un flacon aplati auquel il applique le spectroscope. Celui-ci doit être dirigé du côté du ciel ; la meilleure lumière est celle que fournissent les nuages blancs.

La recherche de l'urobiline peut être contrariée par la présence de la bilirubine. Il faut alors faire couler très doucement quelques gouttes d'eau distillée dans l'urine ; la bilirubine restera dans l'urine, tandis que l'urobiline, jouissant d'une très grande diffusibilité passera dans l'eau ; cette eau sera examinée au spectroscope.

L'urobiline, précipitée par le sulfate d'ammoniaque, puis traitée par le chloroforme et le chlorure de zinc ammoniacal, donne une belle fluorescence verte (Mehu, Tissier).

Hayem ne recherche pas seulement l'urobiline dans l'urine ; il recommande de soumettre le sérum du sang aux mêmes investigations spectroscopiques.

Les *acides biliaires* (taurocholique et glycocholique) peuvent être décelés par la réaction de Pettenkoffer : on verse dans le liquide une solution concentrée de sucre, puis on ajoute goutte à goutte de l'acide sulfurique qui donne une coloration pourpre, dichroïque.

L'*hémoglobine* restant en dissolution dans le sang peut passer dans l'urine lorsqu'elle n'est pas réduite par le foie.

L'*hématurie* est toujours un symptôme fâcheux.

L'*albuminurie*, rare dans les ictères apyrétiques, est commune, au contraire, dans les ictères fébriles. Lécorché et Talamon l'attribuent à la fièvre, à la résorption putride, aux troubles intestinaux, à la néphrite microbienne. Elle existe dans les maladies du foie sans ictère. Bouchard admet chez les diabétiques, les obèses, les goutteux, une albuminurie d'origine hépatique ; c'est à l'hypertrophie hépatique que Bouchard attribue la huitième partie des albuminuries chroniques.

La *peptonurie* existe dans la lithiase biliaire, la cirrhose (von Jacksch), l'atrophie jaune aiguë (Frerichs), l'intoxication phosphorée (Schultzen, Riess, Gerhardt). Sur 76 malades apyrétiques avec gros foie Bouchard a constaté la peptonurie dans vingt cas.

La *glycosurie* se produit lorsque les cellules hépatiques sont lésées, mais cette lésion ne suffit pas; il faut, d'après Weill, l'ensemble des conditions suivantes : persistance de l'absorption au niveau des radicules de la veine porte communiquant avec la circulation générale; absence de lésions graves du tube digestif et des annexes; diminution de la nutrition générale. On aurait tort de croire, en effet, que toute lésion des cellules hépatiques ait pour résultat d'amener dans l'urine le sucre ingéré. La glycosurie manque dans la cirrhose lorsqu'il y a obstacle à la circulation porte, dans les thromboses de la veine porte par lésions graves du tube digestif ou par carcinome du pancréas et de l'estomac. On comprend en effet qu'alors le sucre n'atteigne pas le foie ou qu'il passe par osmose dans le liquide de l'ascite.

Étudiée par Colrat, Couturier, Lépine, Bouchard, Roger, la glycosurie alimentaire a acquis une importance considérable depuis qu'il a été démontré par Roger que l'intégrité de la fonction destructrice des poisons était intimement liée à l'activité glycogénique du foie.

Lorsqu'on veut se renseigner sur l'état des cellules hépatiques, on soumet le foie à l'épreuve du sucre. Le malade ingère 200 grammes de sirop de sucre. Au bout de deux heures on examine l'urine. Malheureusement l'expérience échoue souvent.

Les *variations de l'urée excrétée* au cours des maladies du foie ont servi de point de départ à la doctrine physiologique de Murchison et de Brouardel. D'une façon générale, l'urée diminue quand le foie subit une altération aiguë ou chronique grave.

Cette règle comporte de nombreuses exceptions : un cirrhotique de Lécorché, par exemple, excrétait de 14 à 19 grammes d'urée en 24 heures ; un homme atteint de cancer diffus du foie, 20 grammes ; un cancéreux d'Hayem excrétait 20 grammes. D'ailleurs G. Sée indique les variations dues à l'alimentation ; chez des malades atteints de cirrhose atrophique ou hypertrophique, l'urée a oscillé, d'après ce médecin, avec les quantités d'aliments ingérées.

L'urée diminue dans les accès de fièvre hépatique, dans l'ictère grave, dans les abcès du foie, comme dans la fièvre intermittente franche, dans les inflammations, dans les maladies infectieuses.

Elle augmente chez les ictériques convalescents comme chez la plupart des convalescents de maladies aiguës.

L'*acide urique* doit varier en même temps que l'urée. Lorsque le foie sera presque totalement désorganisé, dans l'ictère grave, dans le cancer hépatique à la dernière période, sa proportion deviendra nulle. Le foie est-il congestionné, l'acide urique augmente. Telle est la théorie de Murchison. Lécorché a vu l'acide urique augmenter dans quatre cas de cirrhose atrophique, dans un cas de cirrhose syphilitique, dans un cas de cirrhose hypertrophique graisseuse, dans un cas de cancer avec destruction complète du foie, dans l'ictère catarrhal. D'après cet auteur l'augmentation est indépendante de tout processus fébrile.

La *leucine* et la *tyrosine* sont presque pathognomoniques de l'ictère grave.

Le *coefficient toxique de l'urine* doit être évalué si l'on veut faire une étude complète des malades. Bouchard admet les variations de ce coefficient à l'état physiologique : il est plus élevé pendant la veille que pendant le sommeil. A l'état pathologique il varie plus encore. Dans les maladies du foie on peut prévoir son augmentation, l'urine se chargeant de toute la masse de poisons que le parenchyme hépatique n'aura pu détruire.

Bouchard injecte dans les veines auriculaires d'un lapin l'urine des malades et évalue la quantité nécessaire pour tuer un kilogramme d'animal. Le renseignement, il faut le savoir, n'est pas infaillible. Tous les poisons qui échappent à l'action du foie ne passent pas dans l'urine ; une partie s'élimine avec la bile ; donc, s'il y a rétention biliaire, le coefficient urotoxique augmentera. Que si, au contraire, la bile est déversée dans l'intestin, il y aura moins de poisons dans l'urine, il faudra une quantité plus grande d'urine pour tuer le lapin.

CHAPITRE III

Médications.

Énumérer les notions étiologiques et pathogéniques, énumérer les symptômes, c'est fournir du même coup les indications thérapeutiques.

De là dérivent les médications à instituer.

Sans négliger la question de terrain et les prédispositions individuelles, on peut établir des règles générales.

J'envisagerai cinq médications distinctes.

A. **Médication antitoxique.** — La médication qui détruit les poisons, les microbes, les toxines, les principes nuisibles de tout ordre, mérite le nom de médication *spécifique*.

Possédons-nous une pareille médication?

S'il s'agissait d'anéantir les poisons *in vitro* le problème serait simple. Dans l'organisme vivant il est plus difficile à résoudre.

Je n'énumérerai pas tous les antidotes connus, je ne discuterai pas l'atténuation des virus, le traitement des maladies infectieuses en général, la sérothérapie.

Au point de vue de la pathologie hépatique, il n'existe que deux maladies infectieuses contre lesquelles nous puissions nous flatter de diriger une médication spécifique digne de ce nom : la syphilis, justiciable du mercure et de l'iode ; l'impaludisme, relevant de la quinine. Chez les syphilitiques et les paludéens, c'est *dans le sang lui-même* que nous atteignons le virus. Partout ailleurs notre médication doit se contenter d'un rôle plus modeste. Elle aura deux choses à faire :

1° *Détruire les poisons dans les voies digestives.*

Pour réaliser l'antisepsie intestinale, il faut d'abord soumettre les malades à un régime approprié. Il faut défendre l'usage de la viande, du poisson, du gibier, des mollusques, des crustacés, du fromage fait, du bouillon ; il faut défendre l'usage de l'alcool. On prescrira les légumes verts, les féculents en purée, les fruits (régime végétarien), on permettra les œufs.

Le lait joue ici un rôle que les travaux récents de Gilbert et Dominici ont fort bien mis en évidence. Chez deux sujets soumis au régime lacté exclusif, les auteurs ont constaté qu'en cinq jours le nombre des microbes devenait 71 fois moins considérable ; chez le chien et le lapin le nombre des microbes tombait de 25,000 à 500 par millimètre cube. Cette action antiseptique serait due à la rapidité d'absorption du lait, peut-être à l'hypersécrétion chlorhydrique.

L'estomac est accessible aux sondes. On peut le laver à l'aide des solutions antiseptiques faibles, eau boriquée à 2 0/0 par exemple.

Il en est de même du gros intestin dans lequel on peut pratiquer de grandes irrigations soit avec l'eau bouillie, soit avec l'eau boriquée à 2 0/0, soit avec la solution naphtolée telle que la prescrit Dujardin-Beaumetz :

Eau	1 litre
Naphtol α	25 centigr.

L'irrigateur ordinaire ne suffit pas, on doit faire usage soit de l'irrigateur contenant un litre, soit de l'entéroclyseur, en adaptant une longue canule.

Je ne parle pas du diaclysme ou lavage total de l'intestin qui est une méthode d'exception.

Parmi les *médicaments* antiseptiques, les uns traversent les voies digestives sans atteindre le foie, les autres passent dans le foie.

C'est à ces derniers qu'il faut donner la préférence. Je laisse donc de côté les composés insolubles de l'acide benzoïque (cet acide ne se retrouvant pas dans la bile), et aussi le naphtol β, le charbon, l'acide lactique, l'acide chlorhydrique.

Il ne reste que les préparations hydrargyriques et et les salicylates : le mercure et l'acide salicylique se retrouvent dans la bile.

Le *calomel* mérite la première place. C'est lui qu'on a considéré comme le purgatif antiseptique par exellence. Il a acquis une telle réputation, il a joué un tel rôle dans le traitement de toutes les maladies bilieuses que les physiologistes ont tenté vainement de détruire son prestige, même en démontrant que les résultats de leurs expériences réitérées n'étaient pas en accord avec les données de la clinique.

On admet généralement qu'il donne naissance, dans le tube digestif, à une certaine quantité de sulfure de mercure et à une quantité plus faible de sublimé.

En dépit des conclusions négatives de Biernacki et de Steiff, je continue à penser qu'il constitue un bon microbicide, au moins dans la cavité intestinale. Seulement il faut le manier avec prudence. Dujardin-

Beaumetz, redoutant les phénomènes d'hydrargyrisme, s'oppose au fractionnement et ordonne des doses massives.

A mon avis, on peut être plus hardi, et, en surveillant la bouche, prescrire des doses fractionnées. Tout dépend, d'ailleurs, de la tolérance des malades et du degré de l'intoxication existante.

Plusieurs procédés sont en présence : on peut faire prendre toutes les 2 heures 5 ou 10 centigrammes de calomel pendant 12 heures; ou donner 10 centigrammes en 24 heures; ou encore, comme cela m'arrive souvent, prescrire une dose unique de 10 centigrammes 4 ou 5 jours de suite.

Parmi les *salicylates insolubles dans l'eau* vulgairement employés, le seul qui possède, comme le calomel, l'action purgative est le *salicylate de magnésie* qu'on prescrit à la dose de 3 ou 4 grammes dans la journée.

Le *salicylate de bismuth* se dédouble dans l'intestin, ainsi que Vulpian l'a démontré, en oxyde de bismuth et acide salicylique; la dose quotidienne variera de 2 à 10 grammes.

Le *bétol* ou salicylate de naphtol se décompose en naphtol et acide salicylique. Hayem lui reproche de nuire aux fonctions gastriques en diminuant dans l'estomac l'acide chlorhydrique libre ou combiné.

L'*eucalyptol*, mélange d'acide salicylique, d'acide phénique et d'eucalyptus, a une saveur brûlante; il est généralement mal toléré.

Le *salol* ou salicylate de phénol est ici l'antiseptique intestinal de choix (Chauffard, Dujardin-Beaumetz). Il ne se dédouble que sous l'influence du suc pancréatique et, par conséquent, dans le milieu duodénal. Il est bien toléré, même à haute dose. On peut porter la dose quotidienne à 6 grammes, plusieurs jours de suite, sans dommage.

2° *Détruire les poisons dans l'appareil hépatique.*

Le foie n'a pas seulement la faculté d'arrêter certains poisons; il peut les transformer et les détruire. J'examinerai plus loin (Médication stimulante) s'il est possible d'exalter, au profit de notre thérapeutique, l'action antiseptique du foie. D'ailleurs les poisons qui pénètrent non pas par les voies lymphatique ou sanguine, mais par la voie biliaire, échappent pendant longtemps à la cellule hépatique.

Certains antidotes sont susceptibles d'agir dans le parenchyme lui-même, la térébenthine, par exemple, usitée contre l'intoxication phosphorée.

Parmi les corps dont j'ai signalé le passage dans la bile, il ne serait pas difficile d'en trouver un certain nombre pour antiseptiser le parenchyme et les voies biliaires; mais, pour atteindre le but, il faudrait employer des doses toxiques; le remède serait pire que le mal. Il faut donc agir avec prudence et savoir se borner.

Aux antiseptiques que j'ai préconisés pour l'intestin (calomel et salicylates) je ne trouve à ajouter que le salicylate de soude. Ce médicament sera prescrit à la dose de 4 à 6 grammes par jour en potion, ou de 6 grammes en lavement. J'aurai l'occasion de revenir sur ce remède.

B. **Médication évacuante.** — Les principes nuisibles que contient l'appareil hépatique peuvent être éliminés par deux voies, entraînés par deux courants : le courant veineux sus-hépatique et le courant biliaire.

Pour favoriser l'élimination par la voie sanguine, il faut d'abord dégorger le système cave en régularisant les contractions cardiaques et en conjurant la stase intra-pulmonaire ; il faut ensuite stimuler les *actes respiratoires* pour permettre aux éléments volatils de se dégager à la surface des vésicules pulmonaires ; il faut stimuler la *diaphorèse* et la *diurèse*. Si les diaphorétiques jouent un rôle modeste dans le traitement des maladies du foie, les diurétiques ont, au contraire, une importance considérable. Parmi eux le lait occupera la première place. On aura recours, suivant les cas, aux sels de nitre, à la digitale, à la caféine, au calomel dont l'action diurétique est prouvée, à d'autres médicaments encore. Les bains sont indiqués au même point de vue, spécialement dans les maladies fébriles.

L'élimination des substances nocives par la voie biliaire sera favorisée par les cholagogues, que j'ai étudiés précédemment. Il ne s'agit pas de provoquer seulement la *sécrétion ;* il faut songer à l'*excrétion* et c'est ici que les *purgatifs* trouvent leur indication. Le calomel, s'il n'est pas un cholagogue sécréteur, est, d'après la plupart des médecins, un cholagogue excréteur.

Les évacuants gastriques et intestinaux doivent être administrés, autant que possible, avant que le foie n'ait subi les injures des produits résorbés. Il est permis bien souvent de réaliser, grâce aux éméto-cathartiques, la *prophylaxie* des maladies du foie et des voies biliaires. L'embarras gastro-intestinal doit être combattu, dès qu'il se manifeste, par les vomitifs (ipéca, tartre stibié) et les purgatifs.

C. **Médication antiphlogistique.** — Cette médication vise la fluxion, l'état congestif, la pléthore, le catarrhe.

Quelques remèdes externes influencent le foie par action réflexe (révulsifs, topiques émollients, sinapismes, vésicatoires). La réplétion du système vasculaire peut être combattue mécaniquement par les saignées locales (ponctions du parenchyme) ou les saignées à distance (ventouses scarifiées, sangsues à l'anus, phlébotomie).

Pour décongestionner le système porte, le meilleur procédé est d'administrer les purgatifs ; il ne faut pas redouter les drastiques, qui, d'après quelques médecins, provoqueraient secondairement de l'irritation intestinale, mais on les administrera avec prudence. A côté d'eux, l'huile de ricin et les purgatifs salins sont vulgairement employés. Les vomitifs agissent moins sûrement. L'action des diurétiques est lente.

Le catarrhe de l'appareil excréteur est avantageusement modifié par les mêmes méthodes. Mais il convient d'ajouter les alcalins qui dissolvent le mucus des voies biliaires, la térébenthine et la terpine dont on connait l'action anticatarrhale et qui passent dans la bile. Quant au chlorate de potasse, qu'on retrouve également dans la bile, on ne peut l'administrer à dose suffisante sans nuire aux reins; on le laissera donc de côté.

D. **Médication tempérante.** — Au premier rang des phénomènes morbides qui demandent à être modérés ou tempérés il faut placer la douleur. La médication analgésiante sera étudiée surtout à l'occasion de la colique hépatique. Là aussi trouveront leur place les antispasmodiques.

L'exaltation de certaines fonctions du foie réclament aussi une action modératrice : la fonction biligénique dans les ictères polycholiques et pléiochromiques, la fonction glycogénique dans le diabète sucré. J'ai indiqué les médicaments qui modèrent la sécrétion biliaire. Pour obtenir cette modération, il faut stimuler la diaphorèse et la diurèse. Les remèdes qui augmentent l'urine privent la bile d'une partie de son élément liquide.

Lorsque la rétention de la bile paraît due à un obstacle insurmontable, il convient d'entraver la biligénie pour atténuer les inconvénients de la résorption biliaire (atropine, iodure de potassium, etc.).

La fièvre est combattue à l'aide de procédés multiples. La médication antipyrétique se confond en grande partie avec la médication antitoxique où j'ai placé le salicylate de soude et la quinine. Elle a comme aides indispensables les médications évacuante et antiphlogistique. J'ajoute aux remèdes internes les lavements froids, les lotions froides et les bains froids.

E. **Médication stimulante.** — Les toniques sont utiles lorsque la dénutrition se produit ; leur action est favorisée par l'hygiène, l'exercice au grand air, les frictions, l'hydrothérapie. Les sels de quinine agissent comme toniques aussi bien que comme antipériodiques, antipyrétiques et antiseptiques.

Les excitants diffusibles, tels que l'acétate d'ammoniaque et l'éther, trouvent souvent leur indication.

Lorsqu'au lieu d'envisager la nutrition générale on considère les appareils en particulier, on voit que chez les hépatiques il importe de stimuler avant tout les fonctions gastro-intestinales. C'est le but qu'atteignent les cures prescrites dans les diverses stations balnéaires.

Les fonctions du foie lui-même méritent souvent aussi d'être stimulées.

La fonction biligénique a été étudiée à ce point de vue dans la première partie de ce livre.

Lorsqu'on compare les résultats obtenus par les physiologistes sur le foie sain à ceux que donne aux médecins le traitement de l'organe malade, on est frappé des divergences qui s'affirment. La chose est manifeste spécialement pour le calomel : indifférent pour les uns, cholagogue énergique pour les autres; de quel côté est la vérité? On se rappellera, avant de formuler une conclusion, que les réactions des organes lésés ne sont pas superposables en tous points à celles des organes intacts, et que l'étude de ces derniers ne saurait expliquer complètement les phénomènes pathologiques.

La fonction glycogénique se ralentit sous l'influence de l'abstinence et de l'hyperthermie; il faut, pour la stimuler, alimenter les malades et abaisser leur température. Roger demande qu'on alimente même les fébricitants. Le même auteur, démontrant que la fonction glycogénique est intimement liée à l'action destructrice des poisons, veut, en outre, qu'on fasse ingérer du sucre aux sujets atteints de maladies infectieuses; d'ailleurs le glycose modifierait par lui-même la toxicité des alcaloïdes végétaux et organiques.

La stimulation directe de la fonction toxicide du foie a pu être réalisée expérimentalement; les procédés ne sont pas encore applicables à la clinique.

TROISIÈME PARTIE

TRAITEMENT DES MALADIES DU FOIE ET DES VOIES BILIAIRES

Parmi les maladies du foie et des voies biliaires, quelques-unes échappent complètement à la thérapeutique : telle est la dégénérescence amyloïde, tel est le cancer. Il est donc inutile d'en parler ici.

J'étudierai uniquement les maladies accessibles au traitement curatif ou palliatif.

CHAPITRE PREMIER

Traitement de l'état bilieux.

Lorsque Stoll décrivait à Vienne, en 1777, la *constitution médicale bilieuse* il se préoccupait de l'*état gastrique* beaucoup plus que de l'ictère qui, bien souvent, faisait défaut. La même constitution a été signalée à Paris en 1836 et de 1856 à 1860. Nous ne connaissons plus aujourd'hui la *fièvre gastrique bilieuse*, ni la *fièvre bilieuse rémittente nostras*, et, lorsque nous sommes en présence d'un *embarras gastrique bilieux*, nous cherchons toujours à le rattacher à une maladie générale, telle que la grippe ou la pneumonie. A la place du catarrhe qui jouait un si grand rôle dans l'ancienne médecine nous voyons des toxines et des microbes.

Puisque nous avons renoncé aux conceptions pathogéniques de Stoll, il convient de réserver l'épithète *bilieuse* aux maladies caractérisées par l'ictère ou tout au moins par la surcharge bilieuse de l'urine.

Entre les fièvres bilieuses des pays chauds et les formes bilieuses qu'affectent les maladies de nos climats il n'y a pas de différence essentielle. Certains poisons, certains microbes s'adressent plus spécialement à l'appareil hépatique, mais ce n'est qu'une question de degré. Les principes sont analogues. L'infection biliaire peut dépendre d'agents pathogènes variés; elle s'effectue toujours par le même mécanisme et comporte, jusqu'à nouvel ordre, des indications thérapeutiques uniformes.

Qu'il soit idiopathique, comme on l'admettait jadis, ou symptomatique, comme nous le supposons dans la majorité des cas, l'état bilieux commande avant toute chose la médication évacuante.

Le malaise, la courbature, la céphalalgie frontale, la surcharge jaunâtre de la langue, l'amertume de la bouche, les nausées, les vomissements jaunâtres, la diarrhée bilieuse, tout cela doit céder sous l'influence de l'éméto-cathartique qui entraînera au dehors la bile débordante.

On prescrira aux adultes :

Sulfate de soude	30 gr.
Tartre stibié	0,10 centig.

à donner en une seule fois, dans un verre d'eau. Faire boire de l'eau tiède pour favoriser les vomissements.

Si l'état gastrique prédomine, on peut se contenter du vomitif.

Poudre d'ipéca	1 gr. 50
Tartre stibié	0,05 centigr.

pour un adulte.

La diète sera de rigueur. On permettra seulement les boissons acidulées, la limonade citrique, la limonade tartrique, l'eau de Seltz, l'eau de Saint-Galmier avec de la glace, et cela en petite quantité.

Le second jour, repos au lit, mêmes boissons, pas d'aliments solides ni liquides.

Le troisième jour, un léger purgatif : 30 grammes de sulfate de soude, de phosphate de soude, ou de sulfate de magnésie.

Le quatrième jour, un peu de lait ou de bouillon,

puis tout rentre dans l'ordre. Rien à craindre si le mouvement fébrile du début s'est apaisé. S'il y a de la fièvre, redouter l'évolution ultérieure d'une maladie infectieuse. Examiner toujours la gorge au point de vue des angines. Surveiller l'urine.

Pour éviter le retour des accès bilieux, surveiller le régime, défendre les excès d'alcool, les excès d'aliments et même les excès d'eau, chez les dyspeptiques de tout ordre. Les arthritiques, les goutteux devront prendre des précautions particulières contre la polycholie. On ne saura jamais trop, chez eux, favoriser la diurèse.

CHAPITRE II

Traitement de l'ictère catarrhal.

Je pourrais réunir sous le nom d'*ictères fébriles* toute une gamme de maladies toxi-infectieuses, très distantes peut-être au point de vue pathogénique, très variables dans leurs allures, mais en présence desquelles, en attendant les conquêtes définitives de la physiologie pathologique, nos tendances thérapeutiques demeurent provisoirement uniformes. La série commencerait au vulgaire ictère catarrhal pour finir à l'ictère grave en passant par la maladie de Weill, l'ictère typhoïde, le typhus hépatique, etc.

Contre toutes ces maladies, en effet, je dis que l'arme commune à diriger c'est la médication antitoxique. Mais il appartient au médecin de varier les doses, de mesurer son effort à l'intensité du processus morbide, de recourir, si c'est nécessaire, à des médications adjuvantes.

Le plus bénin des ictères fébriles est ce qu'on nomme l'*ictère catarrhal*. C'est aussi le plus bénin des ictères toxi-infectieux. L'ictère catarrhal peut être apyrétique. Son traitement n'est pas négligeable car on le voit parfois s'aggraver soudainement et se transformer en ictère grave.

Cet ictère était considéré jadis comme dû simplement à une cholédocite ascendante résultant elle-même d'une duodénite, le catarrhe des canaux biliaires étant le résultat du catarrhe de l'intestin propagé. Chauffard (1) a porté le premier coup à la doctrine ancienne en montrant le rôle joué par les ptomaïnes, par les alcaloïdes intestinaux qu'on avait déjà accusés de faire naître l'ictère grave (Schultzen et Riess, Brieger) : d'après lui, le catarrhe du cholédoque résultait de la résorption de ces produits putrides. Kelsch alla plus loin en déclarant que l'ictère catarrhal (épidémique ou sporadique) était dû à un agent infectieux développé *en dehors de l'organisme;* il ne constituait plus une autotoxémie mais une maladie miasmatique comme la malaria et la fièvre typhoïde.

Poison formé dans l'organisme, ou poison formé en dehors de l'organisme, peu importe; l'indication thérapeutique est bien celle que je signalais tout à l'heure. Les toxines existant dans l'intestin, il faut les détruire ou les expulser.

Donc antisepsie intestinale et purgatifs. Le calomel est ici le médicament de choix : on peut commencer par l'administrer à la dose d'un gramme et renouveler au bout de deux ou trois jours si l'effet n'est pas suffisant. Les purgatifs salins sont recommandés par un grand nombre de médecins.

C'est à titre d'antiseptique intestinal que le lait doit être prescrit; on ne donnera pas d'autre aliment pendant les premiers jours. Le lait agira utilement aussi comme diurétique.

Les cholagogues ont peu de chance de réussir tant que la décoloration absolue des matières révèle l'obstruction complète du cholédoque. Dès que le bouchon muqueux semble disposer à céder, l'évonymin,

(1) *Revue de médecine*, 1885.

la coloquinte (purgatifs cholagogues) méritent d'être employés.

Les alcalins, s'ils ne sont pas cholagogues, modifient avantageusement l'état catarrhal du tube digestif et des voies biliaires.

Les *lavements froids* ont été préconisés par Krull en 1877. Ce médecin faisait administrer aux ictériques, tous les jours, un grand lavement d'un à deux litres d'eau froide (12° Réaumur le premier jour, puis élévation progressive à 18°). Onze malades, chez qui l'ictère existait depuis un temps variant de cinq jours à 18 mois (?) et qui avaient pris sans bénéfice appréciable de l'eau de Carlsbad, furent rapidement améliorés. Les matières fécales reprirent leur coloration habituelle du second au quatrième jour et la guérison complète fut obtenue sans retard.

Hugo Löwenthal a réuni, en 1886, quarante et un cas d'ictère dans lesquels quatre lavements, parfois deux (jamais plus de dix) avaient suffi pour ramener la bile dans l'intestin. A la même époque la méthode réussissait entre les mains d'E. Kraus, chez les enfants, et d'Eichhorst chez les adultes.

Chauffard (1) a publié à son tour sept observations favorables : une seule fois la désobstruction a été retardée jusqu'au huitième jour; chez les six autres ictériques la coloration des matières et la disparition de la biliverdine urinaire se sont manifestées du deuxième au sixième jour. Aussi Chauffard fixe-t-il six jours comme durée moyenne de la cure, quelle que soit d'ailleurs la date du début de la maladie. Ses malades ont reçu deux lavements quotidiens de deux litres au lieu d'un seul: ils les ont supportés sans se

(1) *Revue de médecine*, 1887.

plaindre, les conservant de cinq à dix minutes et éprouvant ensuite un réel sentiment de bien-être ; la désobstruction du cholédoque était accompagnée et suivie de polyurie et d'azoturie.

On comprend aisément que la restauration des mutations digestives et celle de l'activité uropoiétique du foie soient suivies d'une ascension brusque de l'urée. Quant à la polyurie, elle s'explique d'abord par ce fait que l'urée constitue, d'après Bouchard, un diurétique physiologique ; en outre l'eau froide introduite dans l'abdomen, vidant le système porte pour augmenter la tension artérielle, met en jeu la fonction rénale, et d'après le même auteur peut même, dans certains cas, triompher d'une anurie grave. Aussi Chauffard se croit-il autorisé à attribuer aux lavements froids la polyurie azoturique qui accompagne la guérison. Les lavements étant supprimés, dit-il, et l'équilibre de l'absorption intestinale étant rétabli, la polyurie et l'azoturie décroissent bientôt pour revenir au taux physiologique.

Quel est le mode d'action des lavements froids ? Krull admet que les ondes de la contraction intestinale péristaltique et antipéristaltique qui ont provoqué la pénétration de l'eau froide se propagent jusqu'au duodénum. Chauffard pense que l'excitation de l'intestin détermine un spasme réflexe des voies biliaires et peut-être aussi une hypersécrétion de la bile. Ce qui le confirme dans cette opinion c'est l'observation d'une malade atteinte d'ictère chronique par oblitération calculeuse et qui, après chaque lavement froid, éprouvait de vives douleurs dont le foyer principal répondait nettement à la vésicule biliaire.

C'est également pour provoquer le spasme des canaux et de la vésicule qu'on a préconisé l'*électrisation* et le *massage* dans l'ictère catarrhal.

L'ictère attribué aux émotions violentes, l'ictère *émotif*, l'ictère *spasmodique* existe-t-il? C'est à juste titre qu'on l'a mis en doute. Les médecins qui l'admettront devront agir comme s'il s'agissait d'un ictère catarrhal vulgaire.

Si l'ictère s'accompagne de *polycholie* (coloration jaune des matières fécales et vomissements bilieux), on se reportera aux indications de l'état bilieux que j'ai fournies dans le précédent chapitre.

CHAPITRE III

Traitement des ictères pseudo-graves et graves.

Ce que j'ai dit de l'ictère catarrhal me dispense d'insister ici longuement. Même pathogénie, même processus; mais poisons plus subtils et accumulation plus grande des doses toxiques. Donc médication dirigée d'après les mêmes principes, mais avec une énergie plus soutenue.

Première chose à faire : balayer l'intestin à l'aide d'un purgatif antiseptique, le calomel, et pratiquer une irrigation naphtolée à l'aide de l'entéroclyseur. Si les signes gastriques prédominent, un vomitif sera administré.

Ensuite on antiseptisera l'intestin et l'appareil hépatique en administrant le salol à la dose de 6 grammes par jour, l'acide salicylique mis en liberté par la décomposition de ce médicament devant passer dans les voies biliaires. Prescrire le régime lacté; ce régime est spécialement indiqué ici car l'urine contient de l'albumine. Autoriser les malades à boire abondamment, avec le lait, des eaux alcalines pour augmenter le flux urinaire.

S'il y a *fièvre*, c'est-à-dire dans la majorité des cas, on aura recours au salicylate de soude. Ce médicament a l'avantage d'être rapidement absorbé, et d'être en même temps un antithermique, un antiseptique biliaire et un cholagogue. On donnera au moins 4 grammes de salicylate de soude par jour. Le sulfate de quinine serait préféré si l'on soupçonnait une influence paludéenne ; en cas contraire il serait moins efficace que le salicylate.

Lorsque la fièvre résiste à ces médicaments et lorsqu'il y a *état typhoïde*, il faut avoir recours, sans hésitation, à l'hydrothérapie. Les bains froids abaissent la température, stimulent les fonctions cutanées, favorisent la diurèse. Ils calment en même temps l'agitation, le délire, les phénomènes ataxiques qui se combinent souvent avec l'adynamie de l'ictère grave. On doit agir, en réalité, comme s'il s'agissait d'une dothiénentérie. La méthode de Brandt (bains à 20° et affusions froides) sera appliquée rigoureusement si la température se maintient aux environs de 40°.

Dans ce cas on sera autorisé à ajouter au lait, comme chez les typhiques, l'extrait de quinquina, la potion de Todd, le champagne. Le café et la caféine ne seront prescrits que si le délire fait défaut tandis que l'adynamie prédomine. L'adynamie indique les injections sous-cutanées d'éther et les inhalations d'oxygène ; l'affaiblissement du cœur indique la digitale.

S'il y a *hypothermie*, insister sur les stimulants diffusibles ; frictions sèches, enveloppement des extrémités dans l'ouate, boissons chaudes ; bains tièdes ou chauds, comme chez les cholériques ; injections sous-cutanées de sérum artificiel.

Les *hémorrhagies* sont fréquentes. Lorsqu'elles coïncident avec l'hyperthermie, elles ne contre-indiquent pas la balnéation froide. On les combattra à l'aide des boissons acidulées, de la limonade citrique, de la limonade tartrique, de l'eau de Rabel, de l'acide gallique, de l'ergotine (2 à 4 grammes en 24 heures), du perchlorure de fer à l'intérieur. Le sulfate de quinine est employé comme tonique vasculaire.

Lorsque l'infection a fait son œuvre, lorsque l'atrophie parenchymateuse est complète, lorsqu'à l'insuffisance hépatique s'est ajoutée l'insuffisance rénale, le mal devient irrémédiable.

CHAPITRE IV

Traitement des ictères chroniques.

L'ictère chronique peut être lié à une affection chronique du foie, la cirrhose hypertrophique d'Hanot par exemple. Il ne constitue alors qu'un symptôme de maladies que j'aurai à étudier ailleurs.

Ici j'envisagerai seulement les ictères chroniques *par rétention.*

Le pronostic est toujours grave. A côté des troubles de la nutrition que cause la suppression du flux biliaire, il faut voir la lésion, souvent maligne, qui a engendré la rétention ; il faut voir aussi les complications éventuelles : angiocholite aiguë et ictère grave.

C'est la lithiase biliaire qui cause le plus souvent l'obstruction permanente des canaux ; j'indiquerai plus loin les indications médico-chirurgicales qu'elle comporte. A côté d'elle il n'existe guère que des lésions irrémédiables : cancer des ganglions du hile du foie, cancer de la tête du pancréas, etc. Dans quelques cas, un kyste hydatique ou des gommes syphilitiques.

Le devoir du médecin est de viser tout d'abord la cause de l'obstruction. S'il ne réussit pas à lever l'obstacle et à réaliser la cure, il organisera aussi complètement que possible le traitement palliatif.

La suppression durable du flux biliaire a pour conséquences :

1° L'élaboration vicieuse des graisses et la stéatorrhée. On sait que, grâce à la soude qui alcalinise le bol alimentaire dans l'intestin, la bile émulsionne les graisses, les rend plus absorbables et facilite leur passage dans les chylifères. Le suc pancréatique jouit des mêmes propriétés à ce point de vue ; s'il ne parvient pas à suppléer à la suppression du flux biliaire ou si le canal de Wirsung est lui-même oblitéré, la graisse se mêle aux matières fécales au lieu d'être utilisée dans l'organisme ;

2° La diminution des phénomènes de transformation de l'amidon en sucre (cette transformation est accomplie surtout par le suc pancréatique) ;

3° L'absence de neutralisation du bol alimentaire qui arrive dans le duodénum avec une réaction acide. L'action de la bile alcaline sur le nutriment peptonique acide a pour résultat de rendre ce nutriment assimilable ; la neutralisation aurait encore pour effet de permettre l'action prolongée de la salive. Ces phénomènes sont contestés par plusieurs physiologistes, d'après lesquels la bile n'arrive dans le duodénum qu'à un moment où le bol alimentaire est déjà partiellement absorbé ou acheminé dans l'iléon, peut-être même dans le côlon (Blondlot). D'après F. Müller, la bile est inutile à l'absorption des matières amylacées ; elle peut être utile à celle des albuminoïdes ;

4° L'atténuation des contractions intestinales que doit exciter la bile ; le ralentissement du cours des matières par absence de lubréfaction de l'intestin ;

5° L'augmentation des fermentations acides dans l'intestin.

Sur ce dernier point la discussion est ouverte. Depuis Saunders on a répété souvent que la bile était antiseptique. Bidder et Schmidt ont noté chez les animaux porteurs de fistules biliaires, de même que chez les ictériques chroniques, l'odeur cadavéreuse des matières fécales. Au contraire Röhmann a établi que, chez les mêmes animaux, les substances aromatiques et les substances sulfo-conjuguées de l'urine n'augmentaient pas : or elles devraient s'accroître si les fermentations intestinales augmentaient.

Si la bile, à l'état normal, ne contient pas de micro-organismes (Duclaux, Dupré), il faut savoir aussi qu'elle se putréfie très rapidement et que, placée dans les bouillons de culture, elle ne gêne pas le développement des microbes : c'est ce qu'ont pu constater Charrin et Roger en mélangeant aux bouillons 60 % de bile, Capeman et Winslow avec 30 à 40 %. Bernabei Corrado affirme que la bile est sans action sur le développement du bacille typhique, du pneumo-bacille de Friedländer et du staphylococcus aureus; qu'elle est fertilisante pour le bacille de la morve; la bactéridie du charbon se développe dans la bile mais meurt au bout de 24 à 48 heures.

Cependant Lindberger fait remarquer que, non antiseptique dans un milieu alcalin ou neutre, la bile devient antiseptique dans un milieu légèrement acide. Bufalini considère comme antiseptiques les acides biliaires. Charrin et Roger attribuent les mêmes qualités aux sels biliaires, spécialement au taurocholate : le bilirubine n'a qu'une action faible. Pour Maly et Emich l'acide glycocholique est inactif mais l'acide taurocholique est manifestement antifermentescible : à la dose de 5 p. 1000 il empêche la putréfraction, à la dose de 2 p. 1000 la fermentation alcoolique, à la dose de 2,5 p. 1000 la fermentation lactique.

Aussi pouvons-nous conclure, avec Roger, que certaines substances contenues dans la bile, étant mises en liberté dans l'intestin, entravent la pullulation des agents figurés et gênent, par conséquent, la fermentation des matières alimentaires.

Ces conséquences fâcheuses de la suppression du flux biliaire intra-intestinal pouvaient passer inaperçues dans les ictères de courte durée. Ici elles constituent des indications thérapeutiques.

Les graisses cessant d'être absorbées, il ne faut autoriser que des aliments dégraissés : on permettra le jaune d'œuf où la graisse est dissoute par la lécithine. On remplacera les graisses par la glycérine.

Au défaut de sucre on suppléera encore par la glycérine, et aussi par le miel, le sucre vulgaire.

La neutralisation du bol alimentaire sera réalisée par les alcalins : bicarbonate de soude, eau de Vichy, etc. Les alcalins supprimeront les coliques douloureuses qu'engendre l'acidité des matières fécales.

Ajouter à cela l'antisepsie intestinale, pratiquée, autant que possible, avec des poudres inertes, comme le charbon végétal ; si cela ne suffit pas, recourir aux remèdes que j'ai énumérés.

Faut-il administrer aux malades du fiel de bœuf pour suppléer à la bile absente dans l'intestin ?

La bile étant le plus énergique des cholagogues aura l'inconvénient d'augmenter la sécrétion biliaire et par conséquent la résorption des éléments toxiques de cette sécrétion. Dans l'ictère chronique par rétention, jusqu'au moment où il semblera possible de triompher de l'obstacle, il faudra modérer la fonction biligénique et non l'exalter. Si donc on voulait prescrire le fiel de bœuf, il faudrait trouver un moyen d'en empêcher l'absorption ; peut-être arriverait-on au but en recouvrant les pilules d'un enduit tardivement décomposé, le salol : on formulerait des pilules *salolisées.*

L'amaigrissement, la dénutrition des ictériques nécessitent l'emploi des stimulants et des toniques : amers, gentiane, noix vomique, quinquina, kola, coca, préparations martiales. On ajoutera l'hydrothérapie.

J'ai dit qu'il fallait songer à l'intoxication chronique par les sels biliaires et les pigments résorbés. Cette intoxication a paru négligeable à Bouisson, Frerichs, Bamberger, Vulpian, qui injectaient de la bile dans les veines des animaux sans constater d'accident. Au contraire Bouchard, se servant de bile de bœuf diluée au tiers, reconnut qu'il suffisait d'injecter dans les veines d'un lapin 4 à 6 centimètres cubes par kilogramme pour tuer l'animal. La bile est donc, d'après Bouchard, neuf fois plus toxique que l'urine. Décolorée par le charbon animal elle perd les deux tiers de sa toxicité. C'est le glycocholate de soude qui constitue le poison le plus dangereux ; le taurocholate est un peu moins nuisible ; la bilirubine resterait bien loin en arrière (Bouchard et Tapret).

Pour favoriser l'élimination de ces poisons, il faut exciter la diaphorèse et la diurèse. La dépuration urinaire pourra être stimulée à l'aide du lait et des diurétiques jusqu'à l'heure où la bile aura fait dégénérer les éléments anatomiques du rein. Les inhalations d'oxygène serviront à purifier les globules du sang.

Enfin, la stagnation de la bile étant propice à la culture des microbes dans les voies biliaires (expériences de Netter, de Dupré, de Létienne), il ne faut pas s'étonner si les symptômes de l'ictère infectieux s'ajoutent à ceux de l'ictère chronique. Alors il faudra s'efforcer d'antiseptiser l'appareil biliaire à l'aide du salol. Le salicylate de soude, étant trop franchement cholagogue, sera repoussé.

J'étudierai plus loin les indications spéciales à la cholélithiase. C'est contre l'ictère chronique des calculeux que les cures hydro-minérales pourront être dirigées.

CHAPITRE V

Traitement des congestions actives du foie.

Lorsque l'apport du sang de l'artère hépatique et surtout du sang de la veine porte s'exagère, il y a congestion active du foie ; cette congestion se produit à l'état physiologique pendant la digestion d'un repas copieux.

A l'état pathologique la fluxion active du foie constitue rarement, à elle seule, une maladie. C'est une expression symptomatique.

Les causes principales sont : la suppression brusque d'une hémorrhagie physiologique (menstrues) ou pathologique (épistaxis, hémorrhoïdes) ; la suralimentation, l'abus des aliments épicés, du thé, du café et surtout de l'alcool ; les dyspepsies gastro-intestinales, la dilatation de l'estomac (sur 372 dilatés Bouchard a rencontré 84 fois la congestion hépatique) ; la stercorémie due à la parésie du gros intestin ; les toxines alimentaires ; les poisons minéraux (phosphore, arsenic, etc.) ; les poisons telluriques (miasmes paludéens) ; les infections microbiennes (dysenterie, fièvre typhoïde, typhus, choléra à la période de réaction, pneumonie, etc.) ; les diathèses et les dyscrasies (arthritisme, goutte) ; la lithiase. Les purgatifs drastiques ont été fréquemment incriminés ; mais l'opinion des auteurs repose sur la prétendue action cholagogue de ces remèdes : or cette action est faible. D'ailleurs un bon cholagogue doit décongestionner et non pas congestionner le foie.

L'énumération de ces nombreuses causes fait prévoir un grand nombre de variétés cliniques. Avant d'instituer le traitement, il faut être fixé sur la pathogénie de l'accès congestif; si l'on visait uniquement le symptôme et non le principe morbide, on n'apporterait aux malades qu'un soulagement incomplet.

Il est certain que, dans la pratique, on a abusé souvent de ce diagnostic : *congestion du foie*, très commode pour masquer notre ignorance, lorsque nous hésitons à nous prononcer sur certains états pathologiques mal définis.

Quoi qu'il en soit, voici, dans la majorité des cas, la conduite à tenir.

Le traitement local est indiqué surtout lorsque la tuméfaction hépatique s'accompagne de douleur à l'hypochondre droit : ventouses sèches, ou, mieux encore, ventouses scarifiées ; sangsues ; cataplasmes sinapisés, sinapismes; pointes de feu ; stypage au chlorure de méthyle : tous ces remèdes externes sont à recommander. Les vésicatoires ne doivent être prescrits qu'avec la plus grande circonspection ; ils peuvent provoquer la néphrite; or l'intégrité du filtre rénal est une des conditions essentielles du succès thérapeutique. Si la douleur résiste à ces applications locales, méfiez-vous d'une colique hépatique méconnue.

Lorsque le processus congestif acquiert une grande intensité, on est autorisé à mettre des sangsues à l'anus ou à pratiquer la phlébotomie au pli du coude.

S'il y a embarras gastrique prédominant, un vomitif; en cas contraire, un purgatif salin, à renouveler plusieurs jours de suite à doses décroissantes, afin de diminuer la tension du système porte. Les éméto-cathartiques feront merveille si l'on est en présence de l'*état bilieux* dont j'ai parlé précédemment. Le calomel est vanté comme décongestionnant du foie et cholagogue par un grand nombre de praticiens.

Les lavements froids d'un à deux litres sont à recommander ici comme dans l'ictère catarrhal, mais seulement après l'évacuation purgative ; ils stimulent l'excrétion biliaire et favorisent l'élimination des substances nocives accumulées dans le foie.

Les bains simples ou alcalins exercent une action favorable sur la tension durable de l'hypochondre droit; on ne les prescrira qu'à la suite des révulsifs.

Dans l'intervalle des bains, on appliquera des cataplasmes émollients. Régime lacté, suppression de la viande, régime végétarien, antisepsie intestinale. Boissons alcalines. Cures de raisin et de petit lait. Cures d'air.

Il convient d'envisager quelques variétés cliniques.

A. Chez les *gros mangeurs* et les *alcooliques*, on prescrira dès l'abord une diète rigoureuse. S'il est possible de surprendre au début la tendance congestive, on réussira souvent à l'enrayer par le régime lacté exclusif.

Si l'accès congestif s'est produit, on entretiendra la liberté du ventre à l'aide des purgatifs salins répétés. On fera prendre, par exemple, tous les matins, un verre d'eau contenant 10 grammes de sulfate de soude ou de phosphate de soude. On dirigera ensuite les malades sur les stations à eaux laxatives :

Aulus (sulfatée calcique faible), Châtel-Guyon (chlorurée sodique moyenne et bicarbonatée calcique), Miers (sulfatée sodique moyenne), Marienbad (analogue à Miers), Carlsbad (sulfatée sodique, bicarbonatée sodique, chlorurée sodique), Montmirail (sulfatée magnésienne, sodique et calcique forte), etc.

Les cures de raisin, faites avec les fruits aqueux et peu sucrés, sont indiquées comme laxatives. Les raisins doux et sucrés sont les adjuvants des eaux alcalines.

B. Chez les *dyspeptiques atoniques*, il faut stimuler les fonctions digestives à l'aide des alcalins, des amers, de la noix vomique, faciliter l'assimilation à l'aide de la pepsine et de la pancréatine, combattre la constipation, prescrire l'exercice au grand air, les bains, les frictions, le massage. Les eaux minérales convenables sont celles de Pougues, de Vals, de Vichy.

Ici les cures de raisin rendent service. Choisir les raisins alcalins contre la dyspepsie acide, les raisins sulfatés et phosphatés contre la paresse de l'intestin et du rein.

C. Chez les *goutteux*, la congestion aiguë du foie se substitue assez souvent aux fluxions articulaires ou aux débâcles intestinales. Elle précède ou suit le catarrhe des voies biliaires, lié lui-même, dans bien des cas, à la cholélithiase.

Les révulsifs et les purgatifs sont utiles ici comme dans tous les cas de congestion active, mais il y a, en outre, des indications spéciales.

Le *colchique* réussira si on l'administre à dose purgative. On prescrira dix centigrammes d'extrait de semences de colchique, ou deux grammes de teinture. Certains goutteux, réfractaires au colchique, sont soulagés par la *colchicine* à la dose d'un à deux milligrammes par jour. Éviter l'accumulation dans l'organisme et surveiller très attentivement les malades.

Le *salicylate de soude*, que je préconiserai ailleurs contre la colique hépatique trouve aussi son indication dans la goutte viscérale; dose moyenne, 4 gr. par jour en potion.

L'*acide benzoïque* et les benzoates solubles ont une action favorable. L'acide benzoïque s'élimine par le rein sous forme d'acide hippurique. Dujardin-Beaumetz recommande l'*acide hippurique* : ce remède agirait surtout comme diurétique.

La *lithine* et ses composés, les alcalins en général, peuvent être administrés à hautes doses et pendant de longues périodes.

Les eaux minérales laxatives que j'ai énumérées tout à l'heure ne sont pas toujours bien supportées chez les goutteux. Il faut alors diriger les malades sur Évian, Vittel, Contrexéville, Vichy, Vals, Pougues. Les eaux lithinées (Santenay, Bourbonne-les-Bains, Royat-Saint-Mart, Châteauneuf, Saint-Alyre) sont plus actives; elles favorisent la dissolution des concrétions uratiques. Les goutteux affaiblis et cachectisés profiteront d'eaux ferrugineuses légères.

D. Chez les *diabétiques*, le foie n'est presque jamais tout à fait normal. Peu de chose à faire lorsque la congestion hépatique est légère. Si, au contraire, on voit se manifester, avec les troubles dyspeptiques et le dégoût de la viande, le subictère hémaphéique, la surcharge bilieuse de l'urine, la tuméfaction manifeste du foie, il faut intervenir activement. On pratiquera peu de révulsion sur la région hépatique, dans la crainte de faire naître les eschares qui sont si fâcheuses dans le diabète; quelques ventouses scarifiées mises avec précaution, pas autre chose.

Les purgatifs sont indispensables : calomel, purgatifs salins, purgatifs doux. Médication alcaline : eau de Carlsbad, eau de Vichy.

Le régime doit être modifié : on renoncera à la diète carnée et aux graisses pour prescrire le lait. On donnera des légumes verts.

On ne saurait trop recommander ici une cure aux eaux alcalines fortes : Vichy ou Carlsbad, surtout si la lithiase biliaire vient compliquer le diabète. La cure à Marienbad sera indiquée si l'obésité s'associe à la pléthore abdominale.

Instituer le traitement sans perdre de temps car la congestion dégénère souvent en cirrhose (cirrhose pigmentaire hypertrophique, cirrhose atrophique).

E. Chez les *lithiasiques*, la congestion est un phénomène banal. Je réserve ce sujet pour le chapitre des calculs biliaires.

F. Chez les *paludéens*, la congestion hépatique est extrêmement fréquente pendant les accès et en dehors des accès. L'indication principale est de donner le sulfate de quinine et le quinquina. Si le chlorhydrate d'ammoniaque a été prôné aux Indes comme spécifique contre la congestion du foie, c'est parce qu'il passe pour antipériodique et fébrifuge. La dose variera de 1 à 6 grammes en vingt-quatre heures. Dans les formes graves on se gardera de préférer ce médicament à la quinine.

Ne jamais perdre de vue la survenance possible de l'hépatite, des abcès du foie.

Il faudra toujours exiger le déplacement des malades : changement d'air et de climat, séjour à la montagne, séjour dans une région saine, voyage en mer.

Si l'état congestif persiste, cure hydrominérale à Châtel-Guyon, Pougues, Vals, Vittel, Vichy.

Je réserve l'étude complète de la balnéo-thérapie pour le chapitre où, avec la congestion chronique, j'étudierai la cirrhose paludéenne.

G. Chez les *dysentériques*, la congestion hépatique est le prélude de l'hépatite et des abcès du foie. Pour la conjurer, deux médicaments sont préconisés, le tartre stibié et l'ipéca.

L'un et l'autre peuvent être donnés dès le début à dose vomitive s'il y a fièvre et état gastrique. En cas contraire on les donne *en lavage*.

Le tartre stibié, purgeant plus que l'ipéca, paraît préférable lorsque les déjections sont peu abondantes (Fournier et Saidy).

L'ipéca s'est fait, dans le traitement de la dysenterie, une place très large depuis qu'il a été vanté comme spécifique : son action serait comparable à celle de la quinine dans le paludisme (Delioux de Savignac). Il a en outre l'avantage de purger et d'affaiblir moins que l'émétique. Les médecins des pays chauds ont pris l'habitude de prescrire l'ipéca en lavage ou l'ipéca *à la brésilienne*. On peut aussi le mélanger à l'opium.

Le calomel n'est plus considéré comme spécifique mais administré à titre de purgatif antiseptique. Il est associé à l'ipéca dans les pilules des frères Monard et dans les pilules de Segond (Voir le formulaire).

CHAPITRE VI

Traitement de la congestion passive du foie.

Due au ralentissement du sang dans le réseau veineux sus-hépatique, la congestion passive du foie est fréquente dans les affections cardiaques et spécialement dans les lésions mitrales. On l'observe aussi dans les affections broncho-pulmonaires (emphysème, bronchite chronique, sclérose du poumon) qui retentissent sur le cœur droit. Chez les asystoliques, les battements hépatiques liés à l'insuffisance tricuspidienne coïncident avec la systole ventriculaire. La congestion des cardiaques ne persiste pas indéfiniment à l'état simple; elle aboutit à la cirrhose qui, d'après Talamon, débute autour des ramifications de l'artère hépatique, d'après Sabourin et Parmentier autour des veinules sus-hépatiques. Lorsque la cirrhose est consommée, Hanot insiste sur le rôle du foie dans la pathogénie de l'asystolie.

Il faut donc instituer de bonne heure le traitement de la congestion passive, et, pour cela, s'adresser aux toniques du cœur : digitale, strophantus, caféine.

Dujardin-Beaumetz recommande le mélange suivant :

Digitaline cristallisée soluble dans le chloroforme	1 centigr.
Alcool à 90°	9 gr.
Glycérine	6 —

Soixante gouttes de cette solution, en trois fois, dans la journée, chez les asystoliques. Cette dose représente un milligramme de digitaline.

L'*iodure de potassium* a la réputation d'agir sur certaines congestions hépatiques. Il modifie la nutrition générale et conjure le processus sclérosique. On le recommande surtout aux athéromateux; il peut influencer favorablement le myocarde en même temps que le parenchyme hépatique. Pour obtenir un résultat appréciable, il faut prescrire au moins un gramme ou deux par jour et persévérer longtemps. L'iodure de sodium, moins toxique d'après Bouchard, est moins actif.

Le régime lacté est indispensable; Potain le veut exclusif.

Les purgatifs répétés sont conseillés par tous les médecins. Mais il est difficile de comprendre pourquoi les auteurs qui reprochent aux drastiques de provoquer des congestions actives du foie préconisent ici ces remèdes. J'estime que les drastiques peuvent être employés sans danger dans les deux catégories de congestions hépatiques, à condition d'être maniés avec prudence. On les réservera pour les cas où il s'agira de frapper un grand coup, chez les sujets œdématiés par exemple. Autant que possible, on se contentera des purgatifs salins.

Le *calomel*, déjà recommandé comme décongestionnant, stimulant hépatique et cholagogue excréteur, a-t-il une action élective sur le rein des cardiaques? Jendrassik admet cette action. Chez des cardiaques hydropiques il vit la quantité d'urine s'élever, en deux ou trois jours, de 900 grammes à 2 ou 3 litres sous l'influence d'une dose quotidienne de 80 centigrammes de calomel, en quatre prises;

les effets étaient comparables à ceux de la digitale.

Il ne faut pas compter sur la fidélité absolue du calomel : Fürbringer, Leyden, Rosenheim et d'autres ont fait connaître des insuccès à côté de cas favorables. On aura recours à ce médicament, en surveillant la bouche, lorsque la digitale et les diurétiques habituels auront épuisé leur énergie.

J'ajoute aux médicaments internes les ventouses sèches, les ventouses scarifiées à la région hépatique, la saignée au pli du coude en cas d'asystolie menaçante. Les vésicatoires pourraient susciter des néphrites.

Les eaux alcalines dont j'ai parlé précédemment sont utiles, mais on les donnera à domicile. Les cures thermales exposeraient à des accidents. Les cures de raisin sont permises.

CHAPITRE VII

Traitement des hépatites aiguës et subaiguës.

Rare dans nos contrées, fréquente dans les pays chauds, l'hépatite aiguë ne diffère pas beaucoup, au début du moins, de la congestion aiguë du foie, telle que je l'ai décrite spécialement chez les paludéens et les sujets atteints de dysenterie. Aussi retrouvons-nous ici les procédés thérapeutiques déjà énumérés ; seulement le processus est plus actif, le pronostic est plus grave, le médecin n'a pas de temps à perdre s'il veut éviter une catastrophe.

Annesley, le célèbre médecin des Indes anglaises, n'hésitait pas à pratiquer la saignée au pli du bras dès qu'il voyait un sujet vigoureux, nouveau venu dans les pays chauds, non acclimaté, pris subitement de point de côté hépatique et de tension à l'épigastre, avec fièvre et pouls bondissant. Il a pu regretter, disait-il, d'avoir saigné trop peu, jamais d'avoir saigné trop.

Dutroulau, qui, de 1839 à 1862, servit surtout aux Antilles, à la Martinique et à la Guadeloupe, prescrivait le premier jour une saignée et des ventouses scarifiées, le second jour une nouvelle saignée et des bains.

Mais la saignée devait bientôt paraître abusive. En 1874 Mac Lean déclarait qu'en douze ans il ne s'était pas servi une seule fois de la lancette; pour mettre les malades à l'abri de la suppuration hépatique, le meilleur moyen était, d'après lui, de renoncer aux émissions sanguines répétées.

Personne ne voudrait plus aujourd'hui suivre les errements de l'école de Broussais, personne ne serait disposé à saigner à blanc les hépatiques; mais personne n'hésitera à attaquer l'inflammation du foie par les ventouses scarifiées ou les sangsues.

Cela fait, il s'agira de calmer la douleur à l'aide des cataplasmes, des applications anodines et émollientes.

On donnera ensuite l'ipéca en lavage, ou l'ipéca additionné d'une petite quantité d'opium, ou encore l'émétique en lavage.

Quelques médecins préconisent le tartre stibié à doses rasoriennes (un gramme) à titre de contro-stimulant, surtout lorsqu'il n'y a pas de dysenterie à l'origine des hépatites.

Cutliffe prescrivait, aux Indes, 10 centigrammes de tartre stibié avec deux drachmes (8 grammes) de nitrate de potasse, en huit paquets; donner toutes les 30 minutes un paquet jusqu'à cessation des douleurs hépatiques.

L'ipéca sera administré comme dans la congestion hépatique. Il en sera de même du chlorhydrate d'ammoniaque.

On recommandera en outre les boissons acidulées, la limonade citrique, l'acide chlorhydrique dilué (2 à 4 gr. par litre d'eau).

Ces boissons seront défendues si l'on a recours au calomel, car les acides transformeraient le calomel en sublimé.

Le calomel ne doit être employé qu'après l'émétique et l'ipéca. Il n'a pas les vertus spécifiques qu'on lui attribuait jadis ; il est dangereux lorsqu'on l'administre à doses fractionnées. D'ailleurs Annesley lui-même, un des avocats autorisés du calomel, ne le prescrivait qu'à dose massive (un gramme en une seule fois), comme purgatif.

Les autres préparations hydrargyriques réclament la même surveillance. L'onguent napolitain, conseillé par plusieurs, en frictions à l'hypochondre droit, expose à la stomatite.

Inutile d'énumérer les purgatifs variés dont il est permis de faire usage.

Lorsque l'infection paludéenne est manifeste ou lorsque, en dehors d'elle, l'état fébrile prédomine, on insistera sur la quinine. Chez les alcooliques on prescrira, en outre, l'alcool, le cognac, la potion de Todd.

Les bains froids n'ont pas encore été mis à profit comme ils méritent de l'être. Ils sont indiqués par l'hyperthermie et l'ataxo-adynamie dans les hépatites aiguës comme dans les ictères à forme typhoïde dont j'ai parlé précédemment.

Lorsqu'au lieu d'avoir des allures franchement aiguës l'hépatite reste sourde, indécise, subaiguë, les émissions sanguines deviennent inutiles. On aura recours aux pointes de feu ou au stypage chloruro-méthylique. Les vésicatoires sont dangereux si le rein a subi quelque atteinte. La médication évacuante ne doit agir que d'une façon modérée. On se contentera du calomel à la dose de 75 centigrammes ou d'un gramme. Annesley conseillait les pilules bleues. On peut avoir recours aux pilules de Segond, à l'aloès, au savon médicinal.

Annesley prescrivait, dans l'hépatite subaiguë, les

bains d'eau acidulée par l'acide nitrique ou l'acide chlorhydrique. La même eau, employée en lotions, convient aux sujets atteints de mouvements fébriles erratiques, avec sécheresse et chaleur habituelle de la peau.

Surveillez les malades au point de vue des complications : accès pernicieux intercurrents nécessitant l'usage de la quinine en lavements, en injections sous-cutanées, etc. ; côlite dysentérique, à combattre par l'ipéca ; délire alcoolique, à traiter par l'alcool et l'opium ; albuminurie et hématurie indiquant le régime lacté ; pneumonie nécessitant la révulsion sur le thorax, les inhalations d'oxygène, l'alcool.

Et surtout songez à la suppuration du foie.

CHAPITRE VIII

Traitement des abcès du foie.

Les abcès miliaires du foie, qui compliquent l'angiocholite et la cholélithiase, se dérobent le plus souvent à nos recherches. C'est seulement lorsque les collections purulentes atteignent un certain volume que nous sommes admis à en démontrer l'existence et à instituer l'unique traitement rationnel : la cure chirurgicale.

Les grands abcès du foie, résultant des hépatites aiguës ou subaiguës (lesquelles dérivent habituellement de la dysenterie), peuvent demeurer latents pendant une assez longue période. Il faut tenir compte, pour faire le diagnostic, des frissons répétés, des accès fébriles irréguliers, des accès rémittents et pseudo-intermittents, de la dyspnée, de la sécheresse de la langue, des vomissements, de l'oligurie, de la surcharge pigmentaire de l'urine, de l'ictère (l'ictère peut manquer), de la douleur à l'hypochondre droit, de la voussure : ce sont les signes de probabilité. La certitude n'est guère acquise qu'à la suite des ponctions ou des laparotomies exploratrices.

S'il existe, en dehors des notions étiologiques connues, des signes de probabilité, il ne faut pas perdre un temps précieux à tenter la cure médicale ; on risquerait de voir la septicémie, l'infection du sang progresser d'une façon rapide ; on pourrait être surpris par l'irruption brusque de la collection purulente dans les bronches, dans la plèvre ou, ce qui serait plus grave encore, dans le péritoine.

Il faut donc intervenir, et les chirurgiens ont tendance à repousser, comme aveugle et dangereuse, la ponction exploratrice. Ils préconisent la laparotomie d'emblée, opération moins périlleuse, à leur gré, que la ponction. Celle-ci pourrait être pratiquée si, après mise à nu du foie, on ne tombait pas sur un foyer faisant saillie; mais alors l'aiguille n'aurait à traverser que le parenchyme hépatique.

Je n'ai pas à faire ressortir les difficultés du diagnostic, je rappelle seulement que les abcès sont accessibles par la paroi abdominale ou par la paroi thoracique.

A. Les abcès *intra-abdominaux* ont été traités d'abord, comme les kystes hydatiques du foie, par les procédés lents : ouverture en deux temps, procédé de Récamier, trocart à demeure, ponction suivie d'irrigations antiseptiques.

Little a employé avec succès un procédé rapide : ponction aspiratrice (non évacuatrice), suivie immédiatement de l'incision large sur le trocart conducteur et des lavages phéniqués. L'incision, dans la méthode de Little, doit comprendre du même coup toute l'épaisseur des parois. On place dans la cavité un tube à drainage et on applique le pansement de Lister.

Le procédé de Little expose le chirurgien à blesser des organes importants (intestin, estomac, vésicule, épiploon). Il expose à l'irruption du pus dans le péritoine ; bien que ce pus soit souvent stérile (Kartulis, Netter, Laveran), on devra toujours le redouter.

On préférera donc une méthode rigoureusement

inoffensive. On incise couche par couche la paroi abdominale, et on recherche les adhérences : si les adhérences existent, rien ne s'oppose à l'incision de l'abcès comme dans le procédé de Little ; si elles font défaut ou paraissent manquer de résistance, on ponctionne l'abcès pour en évacuer le contenu, on suture le péritoine en collerette au tissu même du foie, et dès lors on peut ouvrir largement, puis drainer, laver et panser antiseptiquement (Defontaine, Trélat, Périer, Bouilly, Peyrot, V. Leblond). La guérison définitive est obtenue d'habitude en trois ou quatre semaines.

B. Les abcès *intra-thoraciques* sont justiciables, comme les précédents, de la méthode de Little : par un espace intercostal on fend d'un seul coup la plèvre, le diaphragme, le péritoine et le tissu hépatique jusqu'à l'abcès. Mais si l'abcès est profond, si les adhérences pleurales sont incertaines, il vaut mieux s'inspirer des principes énoncés à propos de la première variété et pratiquer l'opération prudente : incision de l'espace intercostal, résection d'une ou deux côtes (cinq à six centimètres), incision des deux feuillets pleuraux qu'on suture l'un à l'autre, section du diaphragme et découverte du foie, évacuation du pus, suture du tissu hépatique au péritoine et au diaphragme, large ouverture de l'abcès, lavages, double drain et pansement antiseptique (V. Leblond).

L'ouverture spontanée des abcès dans les cavités naturelles (péritoine, intestin, estomac, plèvre, poumon) n'est pas une contre-indication à l'opération ; bien au contraire, il faut inciser largement, laver et drainer (V. Leblond).

D'après les divers modes d'évolution des abcès on sera conduit à pratiquer certaines opérations secondaires : incision d'abcès périnéphrique, pneumotomie, ponction du péricarde, etc.

Les fistules persistantes causent parfois la carie costale ; il faut réséquer la côte malade et ouvrir largement le foyer voisin. Le défaut de rétraction des parois thoraciques et des parois de l'abcès nécessite la thoracoplastie (V. Leblond).

CHAPITRE IX

Traitement des périhépatites suppurées.

La périhépatite suppurée se manifeste parfois, à titre d'incident, au cours des péritonites aiguës (streptococcique, pneumococcique, gonococcique). Elle peut résulter d'une hépatite aiguë, d'un abcès du foie, d'un kyste hydatique suppuré. Elle peut compliquer les angiocholites, les cholécystites d'origine lithiasique, les pyléphlébites d'origine intestinale.

Certaines collections sus-hépatiques sont consécutives à la pleurésie purulente ; d'autres à l'ulcère simple de l'estomac ; lorsqu'elles se mettent en communication avec l'intestin ou l'estomac, et donnent accès, par conséquent, aux gaz du tube digestif, on obtient un bruit de succussion hippocratique et des bruits métalliques : de là le nom de faux pyopneumothorax ou de pyopneumothorax sous-phrénique qui leur a été donné.

Le diagnostic de la périhépatite suppurée est toujours difficile. Lorsqu'on la reconnaît ou lorsqu'on la soupçonne il faut se méfier des ponctions exploratrices qui exposent à blesser des organes importants et surtout à perforer de gros vaisseaux. La laparotomie exploratrice suivie de l'incision large du foyer est l'opération de choix. On drainera la cavité de l'abcès et on pratiquera des irrigations antiseptiques.

CHAPITRE X

Traitement des angiocholites et des cholécystites aiguës.

J'ai parlé du catarrhe de l'appareil excréteur du foie à propos de l'ictère catarrhal. J'ai dit que les éléments toxi-infectieux pouvaient aborder le parenchyme hépatique par trois voies : la voie sanguine, la voie lymphatique et la voie biliaire.

Il s'agit d'envisager ici d'une façon plus précise l'inflammation des canaux et de la vésicule.

Cette inflammation serait peu de chose si elle n'était pas liée à la présence des microbes. Que les microbes aient traversé d'abord le parenchyme hépatique ou qu'ils aient remonté au contraire le cours de la bile, on les trouve dans la lumière des canaux en même temps que les détritus épithéliaux, le mucus et les globules de pus. C'est à leur pénétration et à la résorption de leurs toxines qu'est due la fièvre intermittente hépatique, telle que la décrivait Charcot, en 1876, dans ses *Leçons sur les maladies du foie.*

Parmi ces microbes (énumérés au chapitre de l'étiologie générale), les plus habituels sont le colibacille et les staphylocoques.

Leur migration s'effectue souvent en dehors de la cholélithiase. Mais la présence des calculs la favorise singulièrement, d'abord parce que les calculs blessent les parois des canaux et de la vésicule, ensuite parce que la stagnation de la bile en arrière des calculs est propice à la culture des microorganismes.

Sachons donc que, parmi les infections biliaires que nous observerons, le plus grand nombre se rattachera à la lithiase. D'ailleurs les infections jouent un rôle dans la production des calculs (1), au centre desquels on trouve des pelotons muqueux, des cellules épithéliales et même des microbes.

Le traitement des angiocholites aiguës, c'est en réalité le traitement des ictères infectieux. Je ne reviendrai pas sur la nécessité de pourchasser les microbes et leurs toxines dans le sang et dans le tube digestif, j'insisterai seulement sur l'antisepsie des voies biliaires réalisable uniquement, dans l'état actuel de la thérapeutique, par l'*acide salicylique*. Deux de ses composés peuvent être prescrits aux malades : le salol et le salicylate de soude; l'un antiseptique intestinal et antiseptique biliaire, l'autre antiseptique biliaire, antipyrétique, analgésique et cholagogue! Ce dernier sera administré par la bouche ou en lavements. J'aurai l'occasion de revenir sur ces remèdes au chapitre de la lithiase biliaire.

Comme adjuvant de l'acide salicylique, et pour combattre l'état catarrhal des canaux, on pourra donner la térébenthine qui, traversant le foie, passe dans la bile et stimule en même temps la fonction biligénique.

Les lavements froids, employés à côté des cholagogues, seront susceptibles de provoquer, suivant l'expression de Chauffard, une *chasse biliaire* et de balayer les bouchons muqueux.

(1) L. GALLIARD. Antisepsie des voies biliaires et cholélithiase (*Méd. moderne*, 16 déc. 1893).

L'angiocholite suppurée est toujours une affection fort grave. Elle se complique souvent de pyléphlébite et d'infection purulente. Aussi doit-on la considérer comme une des plus redoutables conséquences de la lithiase. Il faut s'efforcer d'en entraver le développement.

La *cholécystite* aiguë accompagne presque toujours la cholédocite et l'angiocholite. En dehors de la lithiase biliaire, on l'observe dans les maladies infectieuses, la fièvre puerpérale, la dysenterie, le choléra, les infections coli-bacillaires et streptococciques, et surtout dans la fièvre typhoïde, généralement pendant le troisième septénaire.

Elle est difficile à reconnaître, la vésicule ne formant pas une tumeur saillante et facile à délimiter, la péricystite accompagnant l'endocystite. C'est seulement à la suite de la perforation qu'on est éclairé, dans un grand nombre de cas, sur la nature des accidents.

Si la douleur, la fièvre, la notion de cause, l'ictère infectieux, la tuméfaction permettent le diagnostic en temps utile, il faut immédiatement instituer la cure chirurgicale, c'est-à-dire pratiquer la cholécystotomie : incision de la paroi abdominale sur le bord externe du muscle grand droit, suture de la vésicule à la paroi, incision, drainage, lavages de la vésicule. La cholécystotomie à sutures perdues ne convient pas ici.

Il serait utile, en outre, de rechercher les abcès hépatiques et les collections intrapéritonéales enkystées qui coïncideraient avec la cholécystite.

CHAPITRE XI

Traitement des cirrhoses du foie.

1° Cirrhose alcoolique avec gros foie. — Je crois indispensable de mettre à part cette variété de cirrhose, car elle est curable ou, du moins, elle subit dans son évolution des arrêts qui font croire à la guérison, tandis que la cirrhose atrophique est absolument irrémédiable. Rendu (1) a nettement posé les termes du problème en distinguant les formes hypertrophiques d'emblée et les formes scléreuses de la cirrhose du foie, les premières pouvant seules être enrayées.

Déjà Leudet (1874) avait signalé la guérison de certains épanchements ascitiques chez les alcooliques, lorsque Semmola (1879) insista sur l'influence favorable du régime lacté chez les cirrhotiques. Bouveret (1881), Troisier (1886), puis Dieulafoy, Letulle, Bucquoy, Rendu, Richard, Millard, Dujardin-Beaumetz relatèrent des faits de cirrhose guérie. En 1887 le mémoire de Lancereaux, en 1888 et en 1892 quatre observations importantes de Millard, plusieurs thèses inaugurales en France, quelques faits à l'étranger, voilà un ensemble de documents qui permet de juger la question.

Et d'abord, il faut faire la part de la péritonite généralisée chronique, de la périhépatite compacte

(1) *Soc. méd. des hôpitaux*, 11 mars 1892.

(*foie confit* des Allemands) qui comprime un parenchyme relativement sain, de la pyléphlébite chronique, des altérations de la totalité du système porte sur lesquelles Delpeuch a insisté (1892). Si la lésion, a dit Delpeuch, intéresse spécialement les origines péritonéales de la veine porte, s'il se produit des suppléances veineuses, l'ascite peut guérir; s'il y a surtout, au contraire, sclérose intra-hépatique, le traitement est inefficace.

Le pronostic dépend de l'état de la cellule hépatique : on peut se renseigner sur cet élément en recherchant l'urobiline, en dosant l'urée dans l'urine, en soumettant le foie à l'épreuve du sucre, en évaluant l'urotoxie sur les lapins.

C'est pendant la phase d'*hypertrophie sans ascite* (Millard), ou phase *préascitique* (Chauffard), qu'il faut reconnaître et traiter la cirrhose du foie.

A cette période, on interdira aux malades l'usage de l'alcool et on prescrira le régime lacté exclusif déjà préconisé par Chrétien de Montpellier, en 1831, dans le traitement de l'*hydropisie ascite*. J'ai dit les vertus sédatives, antiseptiques et diurétiques du lait. On ajoutera les eaux alcalines (Vichy, Vals), à doses modérées.

On prescrira ensuite l'*iodure de potassium*. Ce médicament, d'après Lancereaux, arrête le processus sclérosique; c'est ici le résolutif par excellence. Dujardin-Beaumetz prescrit des doses quotidiennes de 2 à 4 grammes. Préoccupé de l'élimination de l'iode par le rein, Semmola administre l'iodure dans un litre de véhicule. J'ai obtenu moi-même, il y a quelques années, un très beau succès en combinant le lait et l'iodure; le malade avait déjà le foie gros et la circulation sous-cutanée abdominale assez développée;

j'ai constaté la disparition des phénomènes et, jusqu'à l'heure actuelle, il n'y a pas eu de récidive.

Certains succès de l'iodure seront attribuables à l'origine syphilitique aussi bien qu'alcoolique du processus sclérosant.

Les topiques sont inutiles et peuvent nuire.

On entretiendra la liberté du ventre à l'aide des purgatifs salins. On stimulera l'appétit à l'aide des amers : la teinture de noix vomique, le quinquina (éviter les vins), la coca seront autorisés. Les stations thermales convenables sont celles que j'ai indiquées à propos de la congestion du foie chez les alcooliques et les dyspeptiques ; mais ici la plus grande modération est de rigueur. On se contentera d'eaux laxatives. L'abus des eaux purgatives entraînerait un affaiblissement préjudiciable.

Les cures de raisin et les cures de petit lait qu'on devrait utiliser en France, comme on le fait en Allemagne et en Suisse, ont donné parfois des résultats inattendus.

Pendant la *phase ascitique*, la situation étant plus grave, on est obligé de déployer plus d'énergie. Ici encore, médication évacuatrice : purgatifs salins, purgatifs drastiques, si les autres ne suffisent pas; pour stimuler le rein, régime lacté, usage des diurétiques, usage de la potion diurétique recommandée par Millard, de l'hippurate de chaux (Dujardin-Beaumetz), du copahu (médecins anglais et russes). Je donne les formules à la fin de ce livre.

Le calomel sera administré, suivant les cas, soit à dose massive, soit à doses fractionnées. Il agit contre l'élément congestif. L'iodure de potassium sera prescrit comme modificateur de la nutrition et antisclérosique, de même qu'à la précédente période.

Les *ponctions* ne doivent être pratiquées qu'au moment où l'épanchement ascitique devient gênant pour les malades. Elles ne constituent, en effet, qu'une mesure palliative; on est obligé de les renouveler plusieurs fois de suite dans la majorité des cas.

Pratiquée avec un trocart de moyen calibre et lentement, la ponction n'est pas dangereuse. La syncope et les hémorrhagies gastro-intestinales ne surviennent que si l'on enlève brusquement la totalité du liquide ascitique. Pour éviter toute surprise, il est bon de se contenter de 6 ou 7 litres.

Les précautions antiseptiques sont nécessaires pour conjurer l'irritation consécutive des téguments et la transformation du liquide. On choisit un point situé à gauche, au milieu d'une ligne idéale qui unirait l'épine iliaque à l'ombilic, et l'on a soin d'éviter les veines sous-cutanées. On charge un aide de maintenir à droite, avec les deux mains, la paroi abdominale, et le malade, placé au bord du lit, s'incline vers la gauche. Le trocart doit traverser d'un seul coup toute la paroi; après l'ablation de l'instrument, il faut oblitérer l'orifice cutané à l'aide du collodion; l'écoulement permanent du liquide entretiendrait l'érythème. Une lame d'ouate sera fixée autour du corps par une serviette. Le malade sera consigné au lit.

La reproduction rapide de la sérosité ascitique est défavorable; mais, si l'état général reste bon, si l'on peut éviter l'anasarque et les désordres rénaux, il faut persévérer dans le traitement et renouveler les ponctions. Troisier a pu considérer comme guéri un sujet dix-huit fois ponctionné.

Les cures thermales sont contre-indiquées par

l'ascite. Les malades affectés d'ascite doivent se soigner chez eux et redouter tout voyage.

2° Cirrhose atrophique. — C'est ici la cirrhose de Laënnec, dans laquelle les cellules hépatiques, étranglées par le tissu conjonctif rétractile, sont menacées, en outre, de dégénérescences variées. Il faut, comme dans la forme précédente, envisager deux périodes. Mais la phase préascitique passe généralement inaperçue ou, du moins, elle ne se révèle cliniquement que par les désordres de la dyspepsie alcoolique. J'ai insisté sur le traitement de ces troubles et sur celui des congestions hépatiques passagères qui peuvent les compliquer. Si l'on fait le diagnostic exact, agir comme dans la forme hypertrophiante.

Dès que l'ascite se manifeste, le traitement palliatif est l'arme unique du médecin; la guérison réelle et même apparente devient impossible.

Comme dans la cirrhose avec hypertrophie du foie, il faut insister sur le régime lacté, la suppression de l'alcool, les diurétiques, les purgatifs, l'iodure de potassium. Il faut pratiquer des ponctions répétées.

Les complications sont nombreuses. Les hémorrhagies gastro-intestinales nécessitent l'usage de la glace, des limonades acides, de l'acide gallique, du tannin, de l'ergotine. Les hémorrhagies de l'appareil respiratoire seront combattues par les mêmes remèdes; on ajoutera les ventouses sèches. Les épanchements pleurétiques seront évacués par la thoracentèse.

3° Cirrhose hypertrophique d'Hanot. — Cette

forme se distingue par l'ictère et l'absence d'ascite. Elle est rare. Elle évolue plus rapidement que les précédentes et se termine souvent par l'ictère grave.

Avec Bouchard et Zacharin, Hanot considère le calomel comme le véritable médicament de cette variété de cirrhose. Il prescrit des doses de 1 à 5 centigrammes par jour pendant quelques jours; la cure est reprise plusieurs fois.

A côté des diurétiques et des purgatifs légers, il faut recommander les toniques : café, thé, quinquina. On accordera l'alcool à faible dose si les sujets sont débilités, en même temps que les boissons alcalines. L'hydrothérapie froide est à recommander au début de la maladie.

Les poussées congestives seront combattues par les révulsifs et spécialement par les ventouses scarifiées.

Les accès fébriles indiquent le sulfate de quinine et le salicylate de soude, car là il faut voir l'angiocholite infectieuse et la résorption des toxines.

Faut-il prescrire l'iodure de potassium? Si l'action antisclérosante du médicament est réelle, on doit l'éprouver dans la maladie d'Hanot comme dans la cirrhose hypertrophique sans ictère.

4° **Cirrhose paludéenne.** — Lorsqu'il s'agissait de traiter seulement la congestion hépatique d'origine paludéenne, on pouvait compter sur l'efficacité du changement de climat, des voyages en mer, du séjour dans une contrée saine; on pouvait compter aussi sur le quinquina et le sulfate de quinine. Ici les lésions sont déjà graves, la rate et le foie, chroniquement congestionnés, sont hypertrophiés et cirrhosés; la cachexie s'installe.

Dès lors les sels de quinine ne sont plus indiqués par l'état général, mais par les accès qui peuvent encore survenir. La cachexie leur résiste. « On voit, dit Bailly, les cachectiques dont le ventre est dur comme une pierre et presque entièrement rempli par la rate guérir de leur fièvre, mais de leur fièvre seulement, et, lorsqu'ils quittent l'hôpital, ils ont le ventre aussi dur et aussi volumineux qu'avant le traitement. » Michel Lévy et Laveran constatent également, à cette période, l'impuissance des sels de quinine.

Au contraire le quinquina est encore utile. On peut l'administrer en poudre, en extrait ou en teinture vineuse ou alcoolique. Il n'est pas de médicament qui ait une importance plus absolue que le quinquina dans la cachexie palustre (Léon Colin) ; seulement il faut l'administrer d'une façon persévérante.

Léon Colin a employé avec succès l'iodure de potassium à l'intérieur, et la pommade iodo-iodurée en application sur les hypochondres. Il admet les vésicatoires mais repousse les cautères que prescrivait jadis P.-E. Chauffard à l'hôpital d'Avignon. Il préconise les vins riches en principes astringents, les acides minéraux dont les médecins anglais font grand usage aux Indes, et la décoction de café non torréfié; ce dernier serait préférable au café grillé. Le fer n'a plus, chez les cachectiques, l'utilité qu'on lui reconnaît au début de l'anémie palustre.

L'arsenic est peut-être, avec le quinquina, le médicament le plus utile. On peut prescrire soit l'acide arsénieux à la dose de 5 à 10 milligrammes, soit l'arséniate de soude à la dose de 1 ou 2 centigrammes, soit la liqueur de Fowler (arsénite de potasse) à la dose de 10 gouttes.

Lorsqu'on voit survenir un accès de congestion hépatique avec polycholie, vomissements bilieux, diarrhée bilieuse, l'ipéca est indiqué.

L'hydrothérapie froide peut être dangereuse dans les pays où sévit l'impaludisme. Il faut la réserver aux malades qu'on a ramenés dans les régions salubres.

Les bains de mer ne doivent être prescrits que sur les côtes septentrionales de la France. Sur les plages de la Méditerranée, c'est-à-dire dans les régions où les émanations fébrifères sont à craindre, les bains de mer peuvent causer des rechutes.

Les stations thermales de Marienbad et de Carlsbad sont recommandées, à l'étranger, comme fournissant des eaux sulfatées sodiques mixtes, dans l'impaludisme chronique.

En France, Brides et Santenay contiennent, à côté du sulfate de soude, le chlorure de sodium et le sulfate de chaux. On les préférera aux sulfatées sodiques pures que j'ai conseillées dans la congestion hépatique. Les eaux chlorurées bicarbonatées (Royat, Saint-Nectaire, Vic-le-Comte, Vic-sur-Cère, Châtel-Guyon) peuvent rendre de grands services.

Plus riche que ces dernières, l'eau de la Bourboule contient, avec le bicarbonate de soude et le chlorure de sodium, une dose élevée d'arsenic ; elle conviendra bien aux sujets débilités, qui feront à la Bourboule une cure d'air efficace.

Les eaux bicarbonatées sodiques fortes (Vichy, Vals, le Boulou) conviennent lorsque les troubles gastriques prédominent. Les bicarbonatées sodiques faibles (Vals, Châteauneuf) et les bicarbonatées magnésiennes et calciques (Pougues, Contrexéville, Vittel, Evian) seront recommandées lorsqu'aux désordres digestifs s'ajoutera l'insuffisance urinaire.

Parmi les eaux indéterminées ou hydrominérales simples qui sont à recommander contre les viscéropathies paludéennes, il faut citer Plombières, Bagnères-de-Bigorre, Luxeuil.

J'ajoute à cette liste Saint-Moritz (Suisse), qui fournit de l'eau bicarbonatée calcique, ferrugineuse et carbonique et qui se trouve à 1760 mètres au-dessus du niveau de la mer.

On n'oubliera pas que l'air des montagnes, tonique et reconstituant, améliore les malades qui supportent mal la balnéation et les eaux en boisson.

5° Cirrhose cardiaque. — J'ai peu de chose àajouter à ce que j'ai dit de la congestion passive du foie chez les cardiaques. Ici les lésions sont organisées. On n'a plus à compter sur le retour du foie à l'état normal ; la décongestion de l'organe n'aura qu'une influence restreinte sur l'ensemble des accidents. Le traitement sera donc purement palliatif. On appliquera des ventouses sèches ou scarifiées, on insistera sur la digitale et mieux encore sur la digitaline cristallisée ; on donnera la caféine et le strophantus. Le régime lacté est absolument indispensable. Les purgatifs répétés seront nécessaires pour faire disparaître les œdèmes, l'ascite, l'hydrothorax. Le calomel et la potion diurétique de Millard rendront service.

Inutile de songer aux cures thermales. Elles seraient nuisibles.

CHAPITRE XII

Traitement de la stéatose hépatique.

Je ne parlerai pas ici de la dégénérescence graisseuse du foie telle qu'on l'observe dans les intoxications graves, dans certaines cirrhoses ou au cours des maladies cachectisantes; cette dégénérescence est irrémédiable. Je m'occuperai seulement de la surcharge graisseuse, simple exagération d'un état physiologique ; envisagée de cette manière la stéatose hépatique est curable.

La surcharge graisseuse du foie, comme celle du tissu cellulaire sous-cutané, celle de l'épiploon, celle du cœur, survient chez les arthritiques, chez les sujets condamnés à l'immobilité, chez les gros mangeurs, chez les individus qui font abus des aliments gras, des féculents et du sucre.

Le traitement du foie gras est, à un point de vue spécial, le traitement de l'obésité. La cure est diététique et hygiénique.

Il faut d'abord prohiber les aliments gras et aussi les aliments contenant de la fécule et du glycose, ces matières devant être transformées en graisse ; le maïs, dont on fait si largement usage chez les engraisseurs d'oies et de canard, serait particulièrement redoutable. On permettra les viandes noires, le poisson, les légumes verts, les fruits. Il faut ensuite réduire au minimum la quantité de boissons ingérées et surtout défendre les boissons alcooliques : liqueurs, vin, bière. On autorisera du café léger ou du thé léger à faible dose.

Je conseille le massage, les frictions, les mouvements communiqués, lorsque les obèses ne peuvent se mouvoir spontanément. Tous les exercices sont favorables. Le meilleur est assurément la marche au grand air; c'est sur le principe de l'entraînement progressif que repose la *cure de terrain* qu'Œrtel a mise à la mode en Allemagne. On choisit un pays de montagnes où l'on trace une série d'excursions nécessitant chaque jour un effort plus soutenu. La marche en montagne a pour résultat l'augmentation de la diaphorèse et aussi de la diurèse, la stimulation de l'énergie cardiaque, l'accroissement des combustions organiques. La cure peut s'effectuer dans tous les pays, mais le médecin doit la réglementer et la surveiller.

Les cures de raisin sont conseillées par quelques médecins, déconseillées par le plus grand nombre. On pourrait prescrire les raisins aqueux et peu sucrés, comme laxatifs. Les raisins doux et sucrés, au contraire, doivent être repoussés; ils sont adipogènes. Les cures de petit lait ne conviennent pas aux polysarciques.

Lorsqu'on croit devoir prescrire aux obèses et par conséquent aux sujets atteints de stéatose hépatique une cure thermale, c'est généralement du côté de la Bohême qu'on tourne les regards. Marienbad et Carlsbad ont une réputation bien établie. L'eau de Ferdinandsbrunnen (Marienbad) contient, par litre, 5 grammes de sulfate de soude et 1 gr. 28 de bicarbonate de soude. L'eau de Mühlbrunnen (Carlsbad) contient 2 gr. 30 du premier sel, 2 grammes du second.

Tout est combiné dans ces stations, prescriptions alimentaires, hygiène, cure, pour obtenir le dégraissement. C'est surtout à Marienbad que s'effectue la *cure de réduction*.

Brides-les-Bains cherche à rivaliser avec les stations de Bohême. Son eau contient moins de sulfate de soude (1 gr. 16 par litre); elle ne renferme pas de bicarbonate de soude, mais le sulfate de chaux, qui fait défaut à Marienbad et à Carlsbad, s'y trouve à la dose de 1 gr. 71. La quantité de chlorure de sodium (1 gr. 83) est à peu près la même qu'à ces deux sources. L'eau de Brides, à la dose de 5 à 6 verres, est purgative.

Bien que sulfatée pure, Miers se rapproche, par les effets obtenus, de Marienbad. Montmirail est plus franchement purgative.

Les obèses anémiques se trouvent bien de Spa, de Renlaigue, de la Bauche.

CHAPITRE XIII

Traitement de la syphilis hépatique.

J'envisagerai successivement les déterminations hépatiques de la syphilis acquise, et celles de la syphilis héréditaire.

1° SYPHILIS ACQUISE

A. **Déterminations hépatiques de la syphilis secondaire.** — Il ne faut pas attribuer à la syphilis tout ictère survenant chez un individu récemment infecté. Avant l'ictère, qui d'ailleurs peut faire défaut, on voit apparaître l'hypertrophie du foie. Delavarenne insiste sur l'intégrité des fonctions digestives au début. L'urine renferme des pigments biliaires. L'ictère dure en moyenne six semaines (Labadie-Lagrave), mais la persistance de l'hypertrophie hépatique s'affirme beaucoup plus longtemps. Tout dépend, d'ailleurs, des prédispositions individuelles, des diathèses, des désordres antécédents; l'influence de l'alcoolisme est facile à prévoir.

Le meilleur parti à prendre, c'est d'instituer une cure mercurielle sérieuse.

Si l'estomac tolère mal les pilules de protoiodure, les pilules de sublimé ou la liqueur de van Swieten, on pratiquera quelques injections sous-cutanées, mieux encore on prescrira les frictions à l'onguent napolitain.

Sous l'influence de cette médication, on pourra faire disparaître, au bout de quelques semaines, l'ictère et la tuméfaction du foie, en même temps que les syphilides de la peau et des muqueuses.

Si le foie restait volumineux, on administrerait, pendant deux ou trois périodes de cinq jours, le calomel à doses fractionnées; on pourrait encore avoir recours au sirop de Gibert ou à l'iodure de potassium. Il faut se garder de faire prendre ce dernier médicament d'emblée : on commencera toujours par les mercuriaux.

Les eaux minérales ne devront être prescrites qu'après quelques mois de traitement. Les sulfurées sodiques (Bagnères-de-Luchon, Barèges) et les sulfhydriquées (Aix-les-Bains) favorisent la rapide élimination du mercure absorbé, mais il faut savoir qu'elles donnent aussi un coup de fouet aux manifestations de la syphilis secondaire. On ne les utilisera qu'avec une extrême circonspection.

B. **Déterminations hépatiques de la syphilis tertiaire.** — La syphilis hépatique tertiaire est souvent latente; si les malades échappent à la surveillance du médecin, ils risquent fort de dépasser la période où un traitement approprié serait encore efficace contre les gommes ou la cirrhose commençante. Et ce n'est pas seulement la sclérose du foie qu'il faut craindre, c'est la dégénérescence amyloïde, lésion irrémédiable.

On sera rarement conduit à traiter isolément la syphilis hépatique tertiaire; il y aura, d'habitude, coïncidence avec d'autres manifestations viscérales, avec des lésions du squelette ou du système nerveux.

Les gommes du foie, si elles sont reconnues à

temps, guériront sous l'influence du traitement hydrargyrique et de l'iodure de potassium.

La cirrhose syphilitique est beaucoup plus rebelle aux médications. J'ai montré l'influence favorable de l'iodure de potassium dans la cirrhose vulgaire. On comprend que l'usage de ce remède trouve ici son indication spéciale. Il faudra le donner d'emblée à haute dose, 4, 6 ou 8 grammes par jour. Et cela ne suffira pas. Il faudra revenir au mercure qu'on administrera sous forme de pommade : frictions d'onguent napolitain aux aines, aux aisselles, aux parties latérales du thorax, à la face interne des cuisses, aux jambes, etc. En même temps, la bouche sera surveillée. Je ne reviens pas sur les indications accessoires de la cirrhose syphilitique qui se confondront avec celles des cirrhoses alcooliques curables. D'ailleurs, ces facteurs étiologiques, la syphilis et l'alcoolisme, sont fréquemment associés.

Si la diarrhée se manifeste, on la combattra par les astringents habituels et par l'opium.

Souvent inefficaces, parfois périlleuses dans la syphilis secondaire, les cures thermales acquièrent ici une importance extrême.

Les eaux sulfureuses mettent la syphilis à l'épreuve ; elles la réveillent lorsqu'elle est endormie et suscitent, spécialement à la peau, des poussées révélatrices. Elles permettent de distinguer certaines lésions d'origine scrofuleuse ou arthritique susceptibles de masquer la vérole. Elles tonifient l'organisme. Favorisant l'élimination du mercure, elles permettent de faire passer dans les humeurs et les tissus des doses considérables de ce remède sans redouter l'accumulation. On peut donc instituer, dans les stations mêmes, une cure hydrargyrique intensive.

Au premier rang des stations convenables il faut placer Bagnères-de-Luchon, où, l'on trouve de nombreuses sources chaudes pour la balnéation et les douches ; l'eau sera aussi prise en boisson.

Les eaux de Barèges, sulfurées sodiques comme celles de Luchon, seront choisies de préférence lorsque la syphilis évoluera sur un terrain scrofuleux (1).

Cauterets (Pauze-Nouveau), favorable à la cure d'épreuve et à l'élimination du mercure, doit être recommandé aux sujets menacés d'altérations laryngées et pulmonaires (la Raillière, Mahourat).

Je citerai encore, dans le groupe pyrénéen, les Eaux-Chaudes, le Vernet-les-Bains, Amélie-les-Bains.

Aix-la-Chapelle jouit en Allemagne d'une réputation méritée. Son eau offre, avec le sulfure de sodium, le chlorure de sodium. Les eaux de Saint-Gervais et d'Uriage, contenant les mêmes éléments, mais à dose beaucoup plus élevée, rendront service aux syphilitiques tertiaires. Les formes graves de la syphilis hépatique seront heureusement modifiées à Uriage.

Aix-les-Bains fournit des sulfates en quantité faible et de l'acide sulfhydrique ; la cure d'Aix, utile aux syphilitiques, peut être combinée avantageusement à celle de Marlioz et de Challes, stations voisines, qui donnent l'iode et le brome.

Ce n'est qu'à la fin de cette importante série qu'il faut placer les eaux indéterminées : Bagnères-de-Bigorre, Luxeuil, Plombières, Louèche (Suisse), Gastein, Tœplitz (Autriche).

(1) Hayem. *Leçons de thérapeutique*, 1894.

2° SYPHILIS HÉRÉDITAIRE

Lorsqu'elle se manifeste tardivement, la syphilis héréditaire doit être traitée comme une syphilis acquise. Je la considérerai seulement dans l'enfance.

A. Chez les *nourrissons*, il faut avant tout traiter la mère qui prendra du sirop de Gibert, ou qui subira des frictions hydrargyriques combinées avec l'administration de l'iodure de potassium à l'intérieur. Si cela ne suffit pas, on pratiquera des frictions très discrètes à l'enfant lui-même, ou bien on donnera 1 ou 2 grammes de liqueur de Van Swieten dans l'eau sucrée aromatisée ; pour ménager l'estomac, on peut donner le sublimé en lavements.

B. Chez les nouveau-nés *nourris au biberon*, même médication personnelle. Surveiller l'intestin. Le pronostic est beaucoup plus grave que lorsque la mère peut nourrir.

C. Chez les enfants *sevrés*, même médication, mais en augmentant les doses. Ici on pourra manier plus hardiment l'onguent napolitain et la liqueur de Van Swieten. Se défier des injections sous-cutanées. Le sirop de Gibert pourra être prescrit après quelques semaines de cure hydrargyrique pure. A l'âge de 10 mois, on peut administrer deux cuillerées à café de sirop de Gibert par jour.

S'il y a des excoriations au siège, pommade au calomel (vaseline 20 grammes, calomel 50 centigrammes).

CHAPITRE XIV

Traitement des kystes hydatiques du foie.

Les kystes hydatiques du foie peuvent demeurer latents pendant des années. Ils ne se révèlent que lorsqu'ils ont atteint un certain volume. Abandonnés à eux-mêmes, ils peuvent se rompre et communiquer alors soit avec une cavité naturelle, soit avec une cavité accidentelle.

Pour n'avoir pas à revenir sur le traitement des kystes *ouverts*, je dirai immédiatement qu'ils doivent être traités comme des kystes *fermés*, et plus énergiquement encore, c'est-à-dire incisés, vidés, lavés, extirpés si c'est possible.

Voulez-vous conjurer les désordres multiples qui résulteraient de la rupture des kystes? Il faut vous hâter de les guérir dès que vous en aurez fait le diagnostic.

Il convient de distinguer plusieurs catégories de kystes hydatiques du foie, d'après leur situation.

Les uns restent inclus dans le parenchyme hépatique, tandis que les autres font saillie à la surface du lobe droit ou du lobe gauche.

Les kystes du lobe droit, qui sont les plus fréquents, émergent tantôt à la convexité, tantôt à la face inférieure du foie. Dans le premier cas, ils sont *antéro-supérieurs* ou *postéro-supérieurs;* dans le second cas, *antéro-inférieurs* ou *postéro-inférieurs*.

Les kystes supérieurs sont partiellement ou totalement intra-thoraciques ; les inférieurs sont uniquement intra-abdominaux.

Ceux du côté gauche pourraient constituer aussi quatre variétés distinctes, mais ils ne sont reconnus que lorsqu'ils se développent franchement en avant ou en haut. J'ai démontré (1) qu'ils étaient susceptibles de se porter dans le thorax et de simuler des épanchements pleurétiques du côté gauche.

Au point de vue de l'intervention chirurgicale qui seule est admise, le traitement médical n'existant pas, et en considérant le point accessible à l'opérateur, on peut classer les kystes de la façon suivante :

1° kystes intra-abdominaux { antérieurs, antéro-inférieurs, postéro-inférieurs.

2° kystes intra-thoraciques { antérieurs, dorso-axillaires.

3° kystes abdomino-thoraciques.

J'étudierai successivement les ponctions et les méthodes sanglantes.

1° LES PONCTIONS

La *ponction exploratrice* est généralement indispensable pour fixer le diagnostic des kystes hydatiques. Elle doit s'effectuer à l'aide d'une aiguille capillaire, rigoureusement stérilisée, adaptée à l'appareil aspirateur de Potain ou de Dieulafoy.

Lorsqu'on n'obtient pas de liquide et qu'on a cependant la conviction d'avoir pénétré dans une cavité où l'extrémité de l'aiguille se meut librement, on est

(1) L. Galliard. Sur certains kystes hydatiques de la face supérieure du lobe gauche du foie (*Soc. méd. des hôpitaux*, 6 mars 1891.)

autorisé à substituer à cet instrument trop ténu une aiguille ou un trocart de plus fort calibre. Si ces instruments ne livrent passage qu'à des débris membraneux ou si la ponction est blanche, c'est qu'il s'agit là d'un kyste contenant uniquement des vésicules filles.

Lorsqu'on obtiendra du liquide, on profitera immédiatement de la notion acquise pour décider du mode d'intervention.

A. Liquide clair, transparent comme de l'eau de roche, ne contenant pas d'albumine : les hydatides sont vivantes.

B. Liquide louche, contenant de l'albumine, des crochets, de la graisse, des cristaux d'hématoïdine et de cholestérine : les hydatides sont mortes (nécrose aseptique spontanée de Chauffard et Widal).

C. Liquide purulent (nécrose septique de Chauffard et Widal).

Il faut envisager les trois éventualités.

A. **Kystes à hydatides vivantes.** — Trois procédés thérapeutiques sont à la portée du médecin :

1° *L'évacuation totale du liquide* peut amener la complète guérison soit par la simple dessiccation, soit par l'irruption provoquée de la bile dans la poche kystique. J'ai démontré la réalité du processus curatif par cholérrhagie intra-kystique (1) dans un cas où j'avais pratiqué deux ponctions aspiratrices simples à 12 jours d'intervalle ; une troisième ponction, faite 12 jours plus tard, ne livra plus que de la bile et du sang et sept mois plus tard, le sujet ayant été emporté

(1) L. Galliard. De l'irruption de la bile dans les kystes hydatiques ponctionnés (*Soc. méd. des hôpitaux*, 23 déc. 1872).

par d'autres accidents, je constatai l'atrophie complète du kyste.

2° L'*évacuation totale suivie d'injection parasiticide* (procédé d'Hanot) a donné plusieurs fois de bons résultats. Hanot vide complètement le kyste et injecte 20 à 30 grammes de liqueur de Van Swieten. Si l'on veut être sûr de bien injecter la solution parasiticide dans la poche, l'aiguille pouvant toujours être accidentellement retirée, il est bon de ne pas attendre l'écoulement des dernières gouttes. Ce procédé a l'avantage de mettre à l'abri de l'écoulement spontané du liquide hydatique dans le péritoine. Il faut préférer le sublimé à la bile, à la teinture d'iode, à l'alcool, à l'acide phénique, au sulfate de cuivre et aux autres médicaments proposés.

Dans une importante communication au Congrès de Chirurgie de 1892, Bouilly, après avoir comparé diverses méthodes, n'a pas hésité à déclarer que, pour la variété dont je parle ici (kystes simples, renfermant du liquide limpide, vierges de traitement), le meilleur procédé était l'évacuation à siccité suivie de l'injection de 5 à 10 grammes de liqueur de Van Swieten.

« J'ai appliqué dix fois, dit Bouilly, la méthode de l'injection de sublimé. J'ai obtenu huit succès durables ; deux fois le liquide s'est reproduit ; une fois il a été purulent, malgré l'injection de 280 grammes de solution de sublimé à 1/1000, et je dus inciser.

« Dans les cinq premiers kystes que j'ai traités, j'ai d'abord évacué le liquide, puis j'ai injecté la liqueur de Van Swieten dans la proportion de 200 à 300 grammes par litre de liquide kystique, mais le liquide de l'injection ressort difficilement et une fois j'ai dû en abandonner 30 grammes dans le kyste. J'ai eu quatre succès ; la méthode me semble cependant périlleuse.

« Je procède aujourd'hui différemment. Je vide le kyste à siccité, puis j'injecte de 5 à 10 grammes de liqueur de Van Swieten que j'abandonne dans la cavité. J'ai traité ainsi quatre kystes *contenant de* 1 *à* 4 *litres* de liquide ; j'ai revu tous mes malades. La guérison s'est maintenue parfaite dans tous les cas.»

3° L'*évacuation partielle suivie d'injection parasiticide* (procédé de Sennett-Baccelli) convient aux cas où, les vésicules filles remplissant la poche kystique, l'aspiration ne fournirait que quelques centimètres cubes de liquide ; elle convient aussi aux kystes intra-thoraciques qu'il est parfois dangereux, j'indiquerai la chose tout à l'heure, de vider complètement en une seule séance. Avec 20 grammes de liqueur de Van Swieten on est assuré de tuer les hydatides. En outre, Chauffard et Widal ont démontré qu'il suffisait de 18 grammes de la même liqueur pour maintenir à l'état de stérilité un litre de liquide hydatique et conjurer, par conséquent, la suppuration.

Sennett a obtenu un succès en retirant seulement 7 grammes de liquide et en injectant 2 milligrammes de sublimé. Baccelli a retiré 20 centimètres cubes pour injecter une dose égale de liqueur de Van Swieten. Terrillon a retiré 25 centimètres cubes et injecté 10 centimètres cubes de la solution de sublimé à 1/2000. Bouilly n'a employé qu'une fois la méthode de Baccelli type (*loco citato*), en injectant 1 gramme de liqueur de Van Swieten après évacuation d'un gramme de liquide kystique ; il a obtenu la guérison. C'est là cependant, d'après lui, un procédé d'exception, à réserver aux cas où les vésicules filles sont nombreuses et qui sont plus justiciables peut-être de l'incision.

Le sublimé est préférable aux autres agents parasiticides; la dose de 20 grammes que je conseille ne peut être dangereuse que pour les hydatides, elle ne nuira pas au malade.

B. **Kystes à hydatides mortes, non suppurés.** — Lorqu'on est en présence d'un kyste de cette nature non traité, ou dans lequel on a réussi seulement à tuer les hydatides sans amener la résorption du liquide et l'atrophie du néoplasme, il ne doit plus être question d'évacuation simple; il ne doit plus être question davantage d'injection *parasiticide*, la vitalité des parasites étant anéantie. Les injections seront irritantes ou vaguement modificatrices.

Pour modifier l'état des membranes germinales, on peut avoir recours aux grands lavages à l'eau naphtolée (non toxique), ou laver, comme l'a fait Debove, avec les solutions de sublimé en ayant soin de terminer par un lavage à l'eau salée (Chantemesse) afin d'éviter l'intoxication hydrargyrique. On pourrait employer aussi la teinture d'iode iodurée.

Il semble que le sublimé, même à faible dose, ait sur les parois une action spéciale qui s'ajoute à l'énergie parasiticide dont j'ai parlé à propos des hydatides vivantes. Chez une malade que j'ai traitée avec la collaboration de Ch. Monod (1) et chez qui une première ponction simplement évacuatrice avait tué les hydatides sans modifier d'une façon notable le volume du kyste, une ponction donnant 20 grammes suivie d'une injection de 20 grammes de liqueur de Van Swieten n'amena pas encore l'atrophie définitive

(1) L'observation est relatée dans le travail sur les kystes du lobe gauche auquel je faisais allusion tout à l'heure.

du kyste; il fallut, six semaines après cette opération, pratiquer l'évacuation totale (500 grammes) suivie d'une injection de 12 grammes de liqueur de Van Swieten pour obtenir une guérison qui ne s'est jamais démentie.

C'est donc au sublimé qu'il faut s'adresser pour provoquer l'atrophie du kyste aussi bien que pour tuer les hydatides.

C. **Kystes suppurés.** — L'évacuation totale suivie de lavages antiseptiques est une opération rationnelle. Elle a été pratiquée avec succès tout d'abord en 1884 par Mesnard (de Bordeaux), qui a employé 500 grammes de liqueur de Van Swieten. Comme l'intoxication hydrargyrique est à redouter (Merklen, Juhel-Renoy, Landrieux), on a proposé l'eau naphtolée. Juhel-Renoy a guéri en six semaines, par 9 ponctions suivies de lavages à l'eau naptholée, un kyste qui contenait du pus infect. Chauffard a vanté le même médicament.

On doit préférer à la ponction suivie de lavages l'incision large des kystes suppurés, par l'une des méthodes dont je parlerai plus loin.

La ponction est une opération facile à pratiquer. Elle est à la portée de tous. Le médecin peut la faire seul ou avec l'aide d'une seule personne de bonne volonté. Elle est inoffensive dans la grande majorité des cas. Mais nous devons reconnaitre qu'elle s'est montrée souvent insuffisante et qu'elle a provoqué parfois de regrettables événements.

J'énumérerai brièvement les accidents signalés. La *mort subite* (très rare) a été attribuée à une syncope réflexe; la *mort rapide* à une intoxication hydatique suraiguë. La même intoxication peut produire les *rash* scarlatiniforme ou morbilliforme ; elle détermine très souvent l'*urticaire*. Parmi les troubles nerveux il faut signaler le *collapsus* et la *dyspnée*. La *blessure des vaisseaux* du foie est heureusement exceptionnelle. La *péritonite aiguë* résulte du déversement des liquides intra-kystiques.

Parmi les complications éloignées il faut mentionner la *suppuration* des kystes, qu'on observe même à la suite d'injections antiseptiques, et la *pullulation des hydatides* consécutive au semis des capitules dans le péritoine (J. Hunter, Volkmann, Rendu, Albert, Krause, Létienne, Ch. Monod).

C'est pour éviter les complications diverses qui résultent de l'épanchement du liquide hydatique et du pus dans la cavité péritonéale qu'on a conseillé de pratiquer toujours l'évacuation totale des kystes, de laisser à demeure l'aiguille ou le trocart utilisés pour la ponction, ou de substituer à l'instrument rigide une sonde molle. Verneuil met une grosse sonde en caoutchouc à la place du gros trocart dont il se sert pour la ponction initiale. Seulement on n'est jamais certain de la fixation parfaite de l'appareil, quel qu'il soit, et le liquide peut suinter à côté du trocart ou de la sonde quand cette fixation est réalisée. Si l'on se décide pour la méthode, périlleuse assurément, des sondes à demeure, il faudra éviter toute compression de l'abdomen, interdire tout mouvement du malade, exiger l'immobilisation la plus absolue.

J'ai révélé (1) une complication spéciale à la ponction des kystes hydatiques intra-thoraciques :

(1) L. Galliard. Contribution à l'étude des kystes hydatiques de la convexité du foie (*Arch. gén. de méd.*, avril 1890).

la fluxion sanguine des poumons. La malade chez qui j'ai observé le phénomène était une femme de 60 ans, atteinte de kyste hydatique antéro-supérieur longtemps méconnu ; je pratiquai la ponction dans le troisième espace intercostal droit et du premier coup retirai 550 grammes de liquide. Il n'y eut pas d'accident immédiat; mais quelques heures après l'opération la température, qui était normale, s'éleva à 39°,7, la malade se mit à cracher du sang. La congestion pulmonaire active, d'abord limitée au poumon droit, gagna ensuite le poumon gauche et la mort survint le huitième jour.

L'étude de ce fait malheureux m'amena donc à formuler les conclusions suivantes : si l'on veut transformer, séance tenante, la ponction *exploratrice* d'un kyste intrathoracique en ponction *évacuatrice* et prolonger l'évacuation comme s'il s'agissait d'un épanchement pleural, il faut se tenir prêt à injecter dans le kyste, par la canule maintenue en place, une quantité de liquide médicamenteux à peu près équivalente à la quantité de liquide recueillie dans l'appareil.

Depuis la publication de mon mémoire, l'accident n'a été signalé par personne.

2° LES MÉTHODES SANGLANTES

Il suffit d'énumérer les accidents provoqués par les ponctions, même effectuées avec prudence et à l'aide des plus fines aiguilles (Humphry a signalé de graves désordres à la suite de la ponction par une aiguille de seringue hypodermique), pour donner aux chirurgiens le droit de déclarer que ces opérations doivent être rejetées d'une façon absolue. On ne s'étonnera pas de leur entendre dire qu'une laparotomie exploratrice régulièrement effectuée expose à moins de dangers que la ponction exploratrice.

La méthode des ponctions, disent-ils en outre, est insuffisante dans bien des cas. Vous croyez avoir guéri un kyste par la ponction et les injections consécutives; or, après quelques années vous découvrez qu'il persiste en dépit de ce traitement palliatif. Il m'est permis de citer à l'appui de leur dire un cas personnel (1). J'ai ponctionné, chez une femme de 68 ans, un kyste dorso-axillaire qui avait été traité, vingt-trois ans auparavant, par la ponction suivie d'injection iodée.

Enfin lorsque vous avez traité avec succès une poche kystique, n'arrive-t-il pas souvent qu'à côté d'elle vous respectiez une seconde poche méconnue? L'existence des kystes multiples dans un seul et même organe n'est pas exceptionnelle.

Choisissez donc un procédé qui, dès le début, vous permette de voir clair.

Le chirurgien sûr de sa main et sûr de son antisepsie dispose de trois méthodes.

A. **Extirpation totale.** — C'est le procédé idéal; mais on conçoit qu'il ne soit applicable qu'à un nombre restreint de tumeurs : kystes antéro-inférieurs, kystes saillants, kystes pédiculés. Terrier a pratiqué avec succès l'extirpation totale d'un kyste volumineux, qui simulait un kyste de l'ovaire, chez une femme de 19 ans. Lucas-Championnière n'a pas été moins heureux dans la cure d'une femme de

(1) L. Galliard. Contribution au diagnostic des kystes hydatiques intrathoraciques émanant du lobe droit du foie. (*Soc. méd. des hôp.*, 20 oct. 1893.)

22 ans. Ici on avait pu croire, non pas à une tumeur ovarique, mais à une tumeur du rein. Pozzi a extirpé un kyste inclus dans le parenchyme hépatique; pour l'aborder il avait dû inciser d'abord largement le foie, ce qui rendait l'opération périlleuse.

B. **Incision en un seul temps.** — C'est le procédé de Lindemann-Landau. La laparotomie étant faite d'après les règles de l'antisepsie, le kyste est mis à découvert, ponctionné et vidé aussi complètement que possible. On met une pince sur l'orifice créé par le trocart, on attire le kyste au dehors, on l'incise et on enlève les hydatides. On fixe les lèvres de la plaie kystique à celles de la plaie abdominale, on lave la poche, on la remplit de gaze antiseptique et on applique le pansement qu'on laisse cinq à six jours en place.

Potherat (Thèse de Paris, 1889) se montre partisan de l'incision aseptique unique. Dans les kystes *antéro-inférieurs* il conseille, si les parois sont résistantes, d'en réséquer une partie; si les parois sont friables on fera la suture sans résection; si le kyste se déchire et se vide dans l'abdomen, lavage du péritoine à l'eau bouillie. Les kystes *postéro-inférieurs* volumineux sont justiciables du même traitement; s'ils sont petits, on choisira la voie lombaire. Les kystes *antéro-supérieurs* nécessitent la laparotomie verticale, médiane ou latérale, ou parallèle au bord des fausses côtes. Les kystes *postéro-supérieurs* doivent être attaqués par la voie thoracique (transpleurale) ; on réséquera la partie moyenne de la huitième ou de la neuvième côte sur une étendue de 10 centimètres. On peut aussi réséquer les cartilages costaux dans la partie où il n'existe pas de plèvre pariétale.

C. **Incision en deux temps.** — C'est le procédé de

Volkmann. Le chirurgien incise la paroi abdominale et le péritoine; parvenu à la surface du kyste, il tamponne la plaie avec la gaze iodoformée et applique un pansement antiseptique. Au bout de huit à dix jours, supposant l'existence d'adhérences solides, il incise la poche kystique, la vide, pratique des lavages, place un drain. La guérison doit s'effectuer en cinq semaines environ.

Ce procédé a donné d'assez bons résultats. Mais on a le droit de lui reprocher sa lenteur relative et les risques de péritonite auxquels il expose pendant le premier temps; en outre, les adhérences prévues peuvent être défaillantes.

Lorsqu'il s'agit de kystes intra-thoraciques, le premier temps de l'opération conduit à la surface de la tumeur après incision de la paroi thoracique, de la plèvre et du diaphragme, avec ou sans résection partielle d'une côte; au bout de huit jours le kyste lui-même est incisé.

C'est évidemment du côté des grandes méthodes chirurgicales qu'il faut voir le progrès dans la thérapeutique des kystes du foie. Mais ces méthodes sont encore, malgré la vulgarisation de l'antisepsie, réservées à un petit nombre de praticiens. D'autre part, il faudra toujours tenir compte du choc opératoire, et les malades ne manqueront jamais de demander s'il est absolument indispensable de leur ouvrir largement le ventre ou le côté. Si le succès des grandes opérations offre quelques incertitudes, il faut reconnaître, en outre, que les méthodes sanglantes ne guérissent pas toujours plus rapidement que les ponctions suivies de lavages. Dans plusieurs observations récentes, nous lisons que les opérés ont été maintenus au lit pendant des mois; encore conservaient-ils, après rétraction de la poche kystique, des fistules biliaires intarissables. C'est pour activer le processus curatif que Ch. Monod a tenté, dans un cas heureux, le raclage de la cavité kystique : ce raclage n'est pas exempt de danger.

Et lorsqu'on a la satisfaction de voir avec quelle simplicité s'effectue, dans certains cas, la cure par les injections de sublimé, n'a-t-on pas le droit d'affirmer qu'il y a encore de beaux jours pour une méthode qui ménage à ce point la susceptibilité des malades?

C'est en pesant les avantages et les défauts de chacune des méthodes que je résumerai les indications thérapeutiques en formulant les conclusions suivantes :

CONCLUSIONS

1° Kyste intra-abdominal non suppuré, de dimensions non exagérées (quatre litres au plus) : ponction, évacuation à siccité, injection de 20 grammes de liqueur de Van Swieten.

2° Même kyste, contenant seulement des vésicules filles et pas de liquide : incision large, extirpation si c'est possible.

3° Même kyste, mais très volumineux (plus de quatre litres de liquide) : incision large, excision partielle, extirpation si c'est possible.

4° Kyste intra thoracique non suppuré, contenant du liquide : ponction, évacuation d'une petite quantité de liquide, injection de 20 grammes de liqueur de Van Swieten.

5° Même kyste contenant seulement des vésicules filles : incision large.

6° Kystes suppurés : extirpation ou incision large.

7° Kystes hydatiques alvéolaires, kystes multiloculaires : extirpation ou incision large.

8° Kystes spontanément ouverts, communiquant avec le péritoine, les voies digestives, la plèvre, les bronches : incision large.

CHAPITRE XV

Traitement de l'hépatalgie.

Lorsqu'une femme se plaint de douleurs vives à l'hypochondre droit, notre premier soin est de rechercher la vésicule biliaire, d'apprécier le volume du foie, d'examiner les sclérotiques au point de vue de l'ictère, de nous faire montrer les déjections et l'urine. Or il arrive assez souvent que nos investigations soient vaines. C'est que nous sommes en présence d'un accès d'hépatalgie, d'une névralgie hépatique proprement dite, d'une colique hépatique nerveuse, d'une fausse colique hépatique.

L'hépatalgie est décrite, sans précision, il est vrai, dans le *Traité des maladies du foie* de Portal (1813), et même dans la *Nosologie méthodique* de Sauvages (1769). Il faut arriver à Andral (1827) pour trouver la notion clinique de la maladie qu'acceptent plus tard Cussak, Budd, Henoch et à laquelle trois auteurs français, Beau, Guibout et Fauconneau-Dufresne, consacrent, en 1851, d'intéressantes descriptions. Malgré l'autorité de Trousseau et de Frerichs l'existence de l'hépatalgie a paru douteuse à quelques médecins; Harley (1883) s'est cru autorisé à la nier absolument. Aussi n'était-il pas inutile d'en reprendre la description. C'est ce qu'ont fait Fürbringer en 1892 et Pariser en 1893.

La fausse colique hépatique est une des manifestations de la neurasthénie sympathique. Elle se substitue à d'autres névralgies (intercostale, faciale), aux viscéralgies cardiaque, gastrique, entérique, cystique, ovarique, néphrétique, ou encore aux migraines; elle peut coïncider avec quelques-unes de ces manifestations. Elle n'est pas rare chez les hystériques. Elle appartient donc à la femme.

La dyspepsie, le rhumatisme, la goutte, l'impaludisme, peuvent jouer un rôle dans sa pathogénie.

Elle est rappelée quelquefois par les écarts de régime, les excès d'aliments ou de boissons alcooiques, par le froid, par la suppression des menstrues.

Dans l'ataxie locomotrice on observe des crises hépatalgiques, aussi bien que des crises gastralgiques ou néphralgiques.

Décrire la colique hépatique nerveuse, ce serait faire le tableau de la colique hépatique vraie, avec l'ictère et le gonflement de la vésicule en moins. On conçoit que la première soit souvent plus tenace et plus difficile à guérir que l'autre. Les douleurs que suscite la migration des calculs ne survivent pas à l'expulsion de ces corps étrangers. Au contraire la fausse colique, survenue sans raison apparente, persistera jusqu'à ce que les caprices du nervosisme l'aient supprimée ou simplement déplacée.

Lorsque, avec l'autorité que donnent la science des relations pathogéniques et l'examen précis des malades, le médecin a pu proclamer l'absence des calculs biliaires, et déclarer purement nerveuses les crises pseudo-lithiasiques, il doit instituer un traitement rigoureux.

Tout d'abord il doit s'efforcer de faire partager à a patiente la conviction qui l'anime lui-même, en affirmant qu'elle n'est exposée à aucun des accidents si pénibles de la lithiase biliaire. C'est le traitement moral et suggestif. Il doit ensuite soumettre la malade à la cure hydrothérapique froide (douches froides quotidiennes, avec jet dirigé sur l'hypochondre droit), et lui prescrire des médicaments nervins : antipyrine, phénacétine, valériane, bromure de potassium, bromure de sodium, aconitine. La belladone, l'opium, la morphine ne seront autorisés qu'en cas de crise violente et par exception. La quinine sera prescrite si la névralgie affecte une allure intermittente, si elle a des recrudescences périodiques.

Les douleurs persistantes peuvent être combattues par les frictions, le massage, l'électrisation (courants continus ou interrompus), les onctions au gaïacol, le stypage, les pointes de feu, les vésicatoires et même, si les tortures sont atroces, par les cautères.

Inutile d'insister sur les médications qui s'adresseront à des principes morbides déterminés (rhumatisme, impaludisme, chlorose), ou à des lésions comme celles du tabes.

Les femmes atteintes de neurasthénie à forme hépatique seront toujours impatientes d'aller demander aux stations thermales lointaines une guérison que les procédés thérapeutiques trop facilement accessibles ne semblent pas devoir leur procurer. Le médecin qui hésitera à leur imposer, après une période de tâtonnements inévitables, un déplacement très gênant, très contrariant et même très dispendieux, perdra leur confiance. Un confrère plus habile saisira les indications de la cure indispensable ; la malade, rebelle en apparence, récalcitrante pour la forme, partira, en réalité, pleine d'espoir. Et, lorsqu'au retour elle viendra annoncer au savant praticien le succès du traitement qu'il a exigé, elle ne devra pas lire sur ses lèvres le scepticisme ou, dans son regard, la surprise.

Les névropathes rhumatisantes seront dirigées sur Aix-les-Bains, Bourbon-Lancy, Bagnères-de-Bigorre, Plombières, Ragatz (Suisse), Tœplitz (Bohême), Schlangenbad (Nassau).

Les névropathes irritables se trouveront bien de la Malou, de Dax, de Wildbad (Würtemberg), d'Ussat, et surtout de Luxeuil et de Néris. On soigne à Néris par les bains tièdes, prolongés pendant quatre ou cinq heures, les névroses de tout ordre, avec ou sans lésions utéro-ovariennes.

Gastein (Autriche) réussit dans les formes dépressives des névroses (Hayem).

On se contentera de douches et de bains. Les eaux bues pourraient nuire. Les eaux indéterminées dont je viens de citer quelques-unes ne peuvent être remplacées par des eaux fortement minéralisées qui risqueraient de détériorer l'organisme.

A côté des bains, on prescrira les cures d'air. Se défier du bord de la mer.

CHAPITRE XVI

Traitement de l'hépatoptose.

Les déplacements du foie s'observent au cours des affections de l'abdomen et du thorax. Rien n'est plus commun que de voir un épanchement pleurétique du côté droit abaisser l'organe et le faire basculer. Mais il s'agit ici d'une mobilisation provisoire. Les ligaments hépatiques font preuve d'une grande résistance. N'est-il pas surprenant de constater la solidité du point d'appui que trouvent dans la masse hépatique les kystes hydatiques de la convexité qui s'élèvent dans le thorax ?

Le relâchement des ligaments du foie a pour conséquence la mobilité de l'organe. S'il s'est manifesté très exceptionnellement à la naissance et dans le sexe masculin, c'est chez la femme et à la suite de grossesses multiples qu'on l'observe le plus souvent. Il est en relation avec la laxité des attaches du rein droit, la dilatation de l'estomac, la dilatation du gros intestin, l'affaiblissement de la musculature des parois abdominales.

L'entéroptose, la néphroptose, la distension gastrique coïncident avec l'hépatoptose.

Il est rare que la mobilité du foie nécessite l'intervention chirurgicale. On peut fixer le foie flottant comme le rein flottant ou la rate mobile, mais l'opération n'est pas exempte de danger ; il faut l'éviter s'il n'y a pas de douleurs intolérables.

Dans un grand nombre de cas il est possible de maintenir d'une façon suffisante les viscères abdominaux à l'aide de ceintures bien faites. Ces ceintures refouleront le foie dans l'hypochondre et soutiendront la masse intestinale. Il faudra les maintenir par des lacs passant sous les cuisses afin de les empêcher de remonter vers le thorax. Il faudra prohiber les corsets qui auraient une action exactement opposée à celle des ceintures en abaissant la masse hépatique.

Les patientes auront d'ailleurs à se préoccuper de la distension gastrique et entérique plus encore que de l'hépatoptose concomitante.

Lorsque la lithiase compliquera la mobilité du foie, les ceintures deviendront difficilement supportables.

CHAPITRE XVII

Traitement médical de la lithiase biliaire.

On peut diviser les calculs biliaires en deux grandes catégories, suivant qu'ils contiennent ou non de la cholestérine.

Dans la première catégorie nous trouvons les calculs formés de cholestérine pure et ceux dans lesquels la cholestérine est associée à d'autres substances.

Ceux-ci sont assurément beaucoup plus fréquents que tous les autres.

D'après Ritter, la composition habituelle des calculs est la suivante :

Cholestérine	70.6
Matières organiques	22.9
Matières inorganiques	6.4

Voici une analyse de Rittmann :

Eau	7.41
Cholestérine	79.88
Graisse	0.08
Sels biliaires	5.28
Matières colorantes	2.67
Matières inorganiques	3.23

Harley, analysant douze calculs, y a constaté 95,08 % de matières solides et 4,02 d'eau.

Dans 100 parties de matières solides il y avait :

Cholestérine	96.25
Pigment et mucus	0.50
Sels minéraux	1.25

L'analyse, déjà ancienne, de Planta et Kékulé se rapproche de celles-là :

Eau	4.89
Cholestérine	90.82
Graisse saponifiable	2.02
Sels biliaires	0.79
Matières colorantes	0.20
Mucus	1.35
Sels	0.28

Inutile de multiplier les citations. On voit, d'après ces chiffres, l'énorme quantité de cholestérine que renferment les calculs. A côté d'elle, la proportion des sels biliaires et des pigments d'origine biliaire est toujours très faible.

Le mucus et les cellules épithéliales formant souvent le noyau des calculs, on a le droit de supposer que le catarrhe des voies biliaires a été le point de départ de la cholélithiase.

Dans la seconde catégorie, qui comprend les rares calculs privés de cholestérine, nous trouvons les calculs de pigment pur (les pigments sont instables et se concrètent dans les mêmes conditions que la cholestérine), ceux qui contiennent du pigment et du carbonate de chaux. Catégorie beaucoup moins importante que la première, et, au point de vue pratique, négligeable.

C'est surtout de la cholestérine qu'il faut se préoccuper.

Dans la lithiase biliaire nous devons étudier la *prophylaxie* à côté du *traitement*.

La maladie est de celles qu'on ne se vantera jamais d'avoir guéries d'une façon complète : les récidives sont fréquentes, difficiles à éviter.

Voici les indications :

1° Mettre obstacle à la formation des calculs biliaires;

2° Favoriser la dissolution des calculs;

3° Favoriser l'expulsion des calculs;

4° Traiter la colique hépatique;

5° Traiter les complications de la cholélithiase.

Je ne me contenterai pas d'envisager ici tous les termes du problème clinique. J'étudierai dans un chapitre spécial, au point de vue pratique, la diététique, l'hygiène, les cures hydro-minérales. Enfin la lithiase nécessitant l'intervention chirurgicale fera l'objet d'un dernier chapitre.

1° METTRE OBSTACLE A LA FORMATION DES CALCULS BILIAIRES

Il ne s'agit pas seulement de préserver les sujets indemnes. Il faut servir les intérêts des candidats à la lithiase et conjurer, chez les cholélithiasiques, la formation de calculs nouveaux.

Plusieurs précautions à prendre :

A. **Empêcher la stagnation de la bile.** — Les calculs existent parfois dans les canaux biliaires, mais ils sont beaucoup plus fréquents dans la vésicule, et cela parce que la vésicule a souvent de la peine à se débarrasser du liquide qu'elle contient.

A l'état physiologique le foie est abaissé, dans les grandes inspirations, par le diaphragme et refoulé contre la masse intestinale. La chose s'accomplit sans difficulté chez l'homme. Chez la femme, au contraire, au lieu de la respiration costale inférieure c'est la respiration costale supérieure qui prédomine et, d'autre part, la constriction de la taille par le corset s'oppose au jeu normal du diaphragme.

La compression de la vésicule est donc entravée et la bile demeure stagnante, chose fréquente pendant la grossesse, chose fréquente chez les vieillards.

D'autre part, à la suite des repas, la vésicule, comprimée par l'estomac distendu, a une tendance naturelle à expulser la bile accumulée pendant le jeûne. Si les repas sont rares, l'expulsion est trop longtemps différée, la stagnation de la bile a pour conséquence la précipitation de la cholestérine.

Le médecin doit donc mettre ses clients en garde contre une inaction prolongée; il leur recommandera l'exercice, la marche au grand air. La gymmastique respiratoire favorisera l'exonération de la vésicule en stimulant la motilité diaphragmatique. Le massage modéré de l'abdomen et de l'hypochondre droit produit des effets analogues.

On interdira les corsets, les ceintures trop serrées.

On interdira les repas trop copieux et trop éloignés; quatre repas par jour seront permis : deux grands (déjeuner et dîner), deux petits (matin et quatre heures après midi). Ces repas se feront toujours à des heures régulières. On se préoccupera d'ailleurs de la dyspepsie éventuelle.

B. **Empêcher l'accumulation de la cholestérine dans la bile.** — On écartera les aliments qui contiennent ce principe : substance cérébrale, sang, jaune d'œuf.

Les médecins qui attribuent les excès de cholestérine dans la bile à la surabondance des hydrocarbures alimentaires proscrivent l'usage des graisses. Bouchard les permet de préférence aux sucres et aux féculents.

La cholestérine peut se produire en excès dans le

cerveau, l'intestin, le sang, les tissus, le foie. On s'efforcera donc de maintenir l'intégrité des tissus, des organes et des humeurs et on se mettra en garde contre les exaltations fonctionnelles.

La cholestérine peut être insuffisamment brûlée dans l'organisme : cela arrive en cas de ralentissement de la nutrition. La nutrition peut être stimulée par l'hygiène, le régime, les remèdes.

C. **Empêcher la diminution des savons et des sels biliaires alcalins.** — La cholestérine se précipite, dit Bouchard (1), si elle ne trouve pas pour la dissoudre des savons ou des sels biliaires alcalins, si, par conséquent, les acides gras font défaut, soit par insuffisance alimentaire des graisses, soit par maladie du pancréas, soit par acidité de l'intestin, soit même par saponification insuffisante dans le sang. Elle se précipite encore si les acides gras ou si les acides biliaires ne trouvent pas en proportion suffisante la potasse et la soude avec laquelle ils doivent former les sels alcalins, si donc les alcalis manquent dans l'alimentation, soit à l'état de carbonates soit à l'état de sels organiques.

On remarquera la prédominance de la soude, à l'état normal, dans les sels biliaires : taurocholate de soude, glycocholate de soude, phosphate de soude, carbonate de soude, chlorure de sodium. Les sels de soude forment plus de 90 0/0 des sels minéraux de la bile : le reste est constitué par le phosphate de chaux, le chlorure de potassium ; quant aux autres principes minéraux (fer, cuivre, silice), ils ne s'y trouvent qu'à l'état de traces.

(1) BOUCHARD. *Maladies par ralentissement de la nutrition.* Paris, 1882.

L'amoindrissement de l'alcalinité de la bile, qui favorise la précipitation de la cholestérine, peut résulter du défaut des alcalins alimentaires, de l'acidité du tube digestif, de la production excessive ou de l'insuffisante combustion des acides dans l'organisme (Bouchard).

Il faut donc que les alcalins existent dans l'alimentation, soit à l'état de carbonates, soit à l'état de sels organiques. Les végétaux et les fruits introduiront la potasse en large proportion dans le tube digestif. En outre, on fera usage des savons, du savon médicinal, des carbonates alcalins, du bicarbonate de soude, du sulfate de soude, etc.

Pour favoriser les oxydations, pour activer la destruction des acides, pour empêcher l'accumulation de l'acide carbonique, il faut stimuler les échanges respiratoires, c'est-à-dire conseiller l'exercice au grand air, déjà mentionné. On devrait, pour les mêmes raisons, interdire l'usage des boissons chargées d'acide carbonique ; mais certaines sont favorables à la nutrition.

D. Empêcher l'accumulation de la chaux dans la bile. — Si la chaux prédominait dans la bile, elle y détruirait les savons et les sels biliaires alcalins et causerait, par conséquent, la précipitation de la cholestérine. Cette prédominance de la chaux peut résulter d'un excès alimentaire ou d'un obstacle à la fixation de la chaux par les tissus, ou d'une redissolution de la chaux des tissus, et ces deux dernières conditions sont favorisées lorsque les acides surabondent dans l'économie (Bouchard).

Voilà une indication nouvelle à la prohibition des acides.

Quant à la chaux, elle existe dans les farineux,

dans les légumineuses, dans les végétaux, dans les fruits; on est obligé cependant de permettre l'alimentation végétale dont je démontrerai les avantages. Elle existe aussi dans certaines eaux : les eaux calcaires sont à proscrire. A défaut d'une bonne eau de table, il faut recommander l'eau distillée ou l'eau de citerne.

E. **Conjurer l'angiocholite et la cholécystite desquamatives.** — Les médecins qui, au centre des concrétions biliaires, avaient constaté la présence de pelotons muqueux et de cellules épithéliales, furent conduits tout naturellement à l'hypothèse d'un catarrhe préexistant à la lithiase, d'un catarrhe *lithogène*, comme l'a dit Meckel. Lobstein, Bouisson, Frerichs, et plus récemment V. Ollier, Zorner ont insisté sur la valeur pathogène de l'angiocholite et de la cholécystite.

Naunyn s'est fait le champion de l'angiocholite desquamative préexistante. Il ne s'est pas contenté d'exposer sa doctrine au congrès de médecine interne de Wiesbaden, en 1891, et de provoquer une discussion à laquelle devaient prendre part Schrœder, Fürbringer, Mosler. Il l'a développée dans un livre sur la lithiase biliaire qu'il a dédié solennellement à son maître Kussmaul et publié en 1892.

D'après lui, les modifications du chimisme biliaire qui semblent présider à la précipitation de la cholestérine n'ont pas la valeur qu'on leur a attribuée; il y a toujours dans la bile assez d'acides biliaires, de savons et de corps gras pour dissoudre la cholestérine; la décomposition de l'acide glycocholique est dénuée d'influence puisqu'à côté de cet acide il y a l'acide cholalique qui dissout fort bien la cholestérine. Pour ce qui concerne la chaux, il ne faut pas croire qu'on puisse en introduire à volonté dans la bile par l'alimentation ou par les boissons; si elle y existe en excès, il faut attribuer le fait au catarrhe des voies biliaires et à l'hypersécrétion d'un mucus qui contient cet élément cristallisable. Quant à la bilirubine enfin, elle ne se précipite qu'au contact de la chaux pour laquelle elle a une affinité spéciale.

Dujardin-Beaumetz admet l'angiocholite desquamative de Naunyn. Elle résulte, d'après lui, de l'inflammation gastro-duodénale propagée aux conduits excréteurs de la bile et aussi à l'infection de ces conduits; elle provient donc d'une alimentation trop abondante, ou d'aliments mal mastiqués. « Cependant, ajoute-t-il, la clinique nous montre qu'en dehors de ces causes occasionnelles la lithiase biliaire est une maladie héréditaire. Chez certaines personnes, l'angiocholite desquamative peut survenir en dehors des causes que je viens de signaler. Ce serait alors une véritable affection diathésique très analogue à ces eczémas que l'on rencontre chez les arthritiques et qui apparaissent à certains moments de l'année. Il en serait de même pour le duodénum qui serait alors le siège d'arthritides analogues à ces affections cutanées. C'est ainsi qu'à mon sens on pourrait expliquer l'influence de l'hérédité et de la diathèse dans la production de la lithiase biliaire. »

Hayem professe que la cholélithiase est le résultat des perturbations gastriques et de l'irritation gastro-duodénale envahissant le cholédoque.

Demiéville pense que le catarrhe de la vésicule, cause de la maladie calculeuse, doit être attribué à la ptose des viscères abdominaux; il y a là, pour cet auteur, une action simplement mécanique.

Létienne s'appuie sur la fréquence des invasions

microbiennes latentes dans les voies biliaires pour rapporter à l'infection antécédente la majorité des cholélithes.

Dupré fait remarquer combien sont fréquentes, dans les antécédents des cholélithiasiques, les maladies infectieuses qui retentissent sur l'appareil biliaire et spécialement la fièvre typhoïde.

J'ai énuméré les microbes trouvés dans les voies biliaires au chapitre de l'étiologie et de la pathogénie générales. Ces microbes viennent pour la plupart de l'intestin. Leur migration s'effectue soit par l'intermédiaire des vaisseaux lymphatiques et sanguins, soit par l'ascension dans le cholédoque (angiocholite infectieuse ascendante suppurative de Gilbert et Girode). Bien que Galippe, Gréhant et Mosler aient trouvé au centre des concrétions biliaires divers micro-organismes, il est peu probable que les microbes forment souvent des agglomérations susceptibles de devenir des noyaux de cholélithes. C'est leur action sur la muqueuse qui doit être le point de départ des pierres biliaires.

La théorie de l'angiocholite desquamative antécédente séduit assurément l'esprit. Elle n'a cependant pas rallié tous les suffrages. Bouchard la tient pour fort problématique. Il admet cependant que la cholécystite provoque la fermentation acide de la bile, laquelle favorise la précipitation de la cholestérine.

Voici un expérimentateur qui s'efforce de démontrer l'inanité de cette théorie.

Marcantonio ouvre la vésicule d'un chien et soumet la paroi cystique à un traumatisme sévère ; puis il la referme par une suture ; au bout de quelques mois il sacrifie l'animal et ne découvre dans la vésicule aucune concrétion. Même résultat négatif chez un chien dont il a irrité la vésicule par une injection d'acide lactique, tandis que deux petits fragments de pierre ponce déterminent, dans le réservoir biliaire d'un autre chien, des concrétions importantes.

Cependant, d'après Naunyn et Thomas, l'angiocholite ne fournit pas seulement à la cholestérine un centre d'agglomération ; les cellules épithéliales desquamées contiennent de la cholestérine : il y a donc un excès de matière qui ne provient pas du sang. La chaux, au contraire, provient de la décomposition de la mucine.

D'ailleurs, je n'ai pas besoin de faire à l'infection et au catarrhe des voies biliaires la part du lion. Il me suffit de savoir que l'angiocholite infectieuse contribue, dans certaines conditions, à la formation des pierres biliaires pour affirmer qu'il importe de la conjurer et de la combattre.

J'ai indiqué ailleurs les procédés dont nous disposons pour combattre l'infection et le catarrhe des voies biliaires. En voici le tableau :

Antisepsie des voies digestives : lavages de l'estomac et du gros intestin, calomel, sels de bismuth, charbon, salol, etc. ; régime végétarien, lait.

Antisepsie des voies biliaires : salicylate de soude, salol (l'acide salicylique passe dans la bile).

Catarrhe de l'intestin : calomel, purgatifs.

Catarrhe des voies biliaires : térébenthine, salicylate de soude, bicarbonate de soude, eaux alcalines.

J'ajoute ici les médicaments susceptibles de stimuler l'activité biligénique, c'est-à-dire les cholagogues dont j'ai fourni la liste complète dans la première partie de cet ouvrage. Mention spéciale à la bile de bœuf, à la térébenthine, au bicarbonate de soude, aux eaux alcalines, au salicylate de soude, dont les indications sont multiples. Mention spéciale aux cholagogues purgatifs : évonymin, podophyllin, etc. Ces médicaments se retrouveront lorsqu'il s'agira de l'expulsion des cholélithes.

2° FAVORISER LA DISSOLUTION DES CALCULS

Possédons-nous de véritables lithontriptiques et pouvons-nous même nous flatter de dépouiller les calculs, ainsi que l'admet Bouchard, d'une partie de leur cholestérine? Pouvons-nous répéter, avec ce médecin, que le vieux remède de Durande ait tenu sa promesse au point de vue de l'atteinte portée à l'intégrité des calculs qui deviendraient rugueux, poreux, friables?

Déjà Valisnieri avait traité la colique hépatique avec un mélange d'*alcool* et de *térébenthine* lorsqu'en 1773 Durande eut l'idée d'associer ce dernier médicament à l'*éther*. Il fit d'abord un mélange à parties égales, puis mêla deux parties d'essence de térébentine à trois parties d'éther. Les résultats de sa pratique furent communiqués par lui à l'Académie de Dijon en 1782.

« Ce dissolvant, écrivait Durande, est très subtil, très pénétrant. Il doit, dans le canal intestinal, se résoudre en vapeurs capables de pénétrer dans le canal cholédoque et de là dans la vésicule, et peut-être même se transsuder à travers les parois de l'intestin et de la vésicule,.... Il arrive que ce mélange séjourne longtemps dans l'estomac et les intestins grêles, car les malades se plaignent d'en avoir des renvois pendant cinq, six et même dix à douze heures, ce qui est assez incommode pour eux, mais ce qui prouve que ce remède peut pendant très longtemps se résoudre en vapeurs subtiles toujours prêtes à enfiler les voies étroites par lesquelles elles doivent passer..... Après un long usage d'humectants et de délayants (six semaines à deux mois), on donne le dissolvant des pierres biliaires à la dose de 4 grammes (un gros) tous les matins, en faisant prendre par-dessus une écuelle de petit lait ou d'eau de veau avec la chicorée. Si ce remède agite, s'il échauffe trop les malades, si la région du foie devient douloureuse, on saigne et l'on continue les bains..... On insiste plus ou moins suivant l'ancienneté et l'opiniâtreté de la maladie, mais assez généralement les malades doivent prendre 500 grammes du mélange d'éther sulfurique et d'huile volatile de térébenthine. »

Aux assertions de Durande les objections n'ont pas manqué. On a fait remarquer avec raison que le remède préconisé n'avait pas guéri les lithiasiques de Durande ; il a simplement calmé leurs coliques, et cela avec une rapidité merveilleuse ; mais pour ce qui concerne la dissolution des calculs elle n'est en aucune façon démontrée par les observations du médecin dijonnais. Plusieurs de ses clients n'étaient peut-être même pas des calculeux ; ils avaient un état bilieux et du catarrhe gastro-intestinal.

« Pouvons nous espérer, dit Trousseau, prévenir les coliques hépatiques en agissant sur les concrétions qui les occasionnent de façon à les désagréger, les réduire en fragments assez peu volumineux pour qu'ils puissent traverser les canaux cystique et cholédoque sans provoquer des accidents ? Si je parle d'après mon expérience personnelle, je répondrai à cette question par la négative. Je m'empresserai toutefois d'ajouter que mon honorable collègue

M. le docteur Barth, dont l'autorité scientifique est du plus grand poids, a publié sur ce sujet des faits intéressants qui sembleraient en opposition avec ma manière de voir. M. Barth, en effet, croit avoir démontré qu'on pouvait agir sur les calculs contenus dans la vésicule de manière à les désagréger et à faciliter leur passage dans l'intestin, sans que ce passage amenât les phénomènes de la colique hépatique.

« Cette même thèse a été soutenue par d'autres médecins qui, pour arriver à ce but, ont préconisé les alcalins. Les alcalins, disent-ils, s'ils n'ont pas une action dissolvante sur la cholestérine, s'emparent du moins des matières grasses du sang, les entraînent en les saponifiant et empêchent leur dépôt dans la bile ; de plus, les alcalins, en dissolvant la matière colorante et le mucus, empêchent la formation des concrétions et désagrègent celles qui s'étaient formées, en leur enlevant ces deux éléments; de telle sorte que la cholestérine reste isolée et réduite en petits fragments.

« C'est sur le principe de cette dissolution des calculs qu'était fondé le fameux remède de Durande. Tout récemment encore des médecins proposaient sérieusement l'administration intérieure du chloroforme, parce que M. Gobley avait démontré que les calculs hépatiques étaient plus solubles dans cet agent chimique que dans tout autre.....

« Je rejette ces théories chimiques de la dissolution des calculs hépatiques comme je rejette celle de la dissolution des calculs rénaux par les eaux de Contrexéville, de Vals, de Pougues ou de Vichy. Ce que la médecine peut faire, c'est de solliciter l'expulsion de ces calculs en sollicitant les sécrétions biliaires et urinaires dont les produits tendront à entraîner les sécrétions qui se sont formées. Ce qu'elle peut faire surtout, c'est de prévenir le mal qu'elle est impuissante à guérir, d'empêcher la production des calculs en soumettant le malade à un traitement régulier, dont les alcalins, le chloroforme, l'éther et la térébenthine sont les agents les plus efficaces.....

« Voici, pour ma part, comment je dirige le traitement. Lorsqu'un individu est sujet aux coliques hépatiques, je lui prescris de prendre huit jours de suite, chaque mois, un ou deux verres d'eau minérale naturelle alcaline de Vichy ou de Pougues; puis je le laisse reposer pendant une autre semaine. La semaine suivante, il prend, au commencement de chacun des deux principaux repas, soit des perles d'éther, soit des perles d'essence de térébenthine, soit des capsules gélatineuses contenant chacune à peu près 12 gouttes d'éther et 6 d'essence de térébenthine. Le malade en prend ainsi 2, 3, 4; suivant la tolérance on peut porter la dose jusqu'à 10 et 12 dans les 24 heures. Huit autres jours de repos et reprise des boissons alcalines. Cette médication devra être prolongée pendant quatre, cinq et six mois, alors même que tous les accidents seraient complètement passés. »

L'opinion de Durand-Fardel est à rapprocher de celle de Trousseau. « L'idée que la bile contenue dans la vésicule puisse devenir assez alcaline ou assez éthérée pour dissoudre les calculs me paraît impossible à soutenir. »

Mialhe s'exprime de la façon suivante : « La dissolution des calculs biliaires et vésicaux par l'administration des médicaments spéciaux de nature alcaline est une illusion thérapeutique que nous avons partagée longtemps. Une étude approfondie des phénomènes physiques, chimiques et physiologiques qui ont lieu dans l'économie animale pendant l'administration de l'eau de Vichy nous a conduit à modifier nos convictions à ce sujet. »

L'expérience est facile à faire *in vitro*. Si l'on maintient des calculs biliaires dans un mélange de térébenthine et d'éther on les voit au bout d'un certain temps devenir friables et finalement se dissoudre. Mais l'action est lente. D'autre part les expériences prouvent que la térébenthine ne passe dans la bile qu'en petite quantité ; quant à l'éther il est difficile de savoir s'il traverse jamais le parenchyme hépatique.

On peut en dire autant du *chloroforme*, qui, à l'exemple des deux précédents remèdes, dissout les matières grasses.

La *valérianate d'amyle*, ou éther amyl-valérianique, dissout la cholestérine à la température du corps humain, c'est-à-dire à 37°, presque aussi bien que l'éther sulfurique. S'il faut 2 gr.20 d'éther sulfurique pour dissoudre un gramme de cholestérine, il faut 4 gr.50 de valérianate d'amyle ; ce corps laisse bien loin derrière lui le chloroforme puisque 20 grammes de chloroforme ne dissolvent pas plus d'un gramme de cholestérine.

La valérianate d'amyle bout à 188° seulement tandis que le chloroforme bout à 60°,8 et l'éther sulfurique à 35°,6 ; il est donc moins volatil que ces deux corps et moins prompt à s'échapper de l'organisme.

Aussi l'a-t-on préconisé comme lithontriptique. Il aurait l'avantage d'être, en outre, anesthésique et antispasmodique. Une dose de 30 à 60 centigrammes serait calmante. Il faudrait augmenter les doses pour dissoudre les calculs.

Or, une augmentation suffisante des doses n'étant

pas compatible avec la survie des malades, je dis que, dans l'état actuel de la science, nous ne possédons pas encore un lithontriptique digne de ce nom.

Inutile de citer l'iodure de potassium (Trousseau), le choléate de soude (Schiff et Dobney), le succinate de fer (Buckler, Lothromps) et les autres prétendus lithontriptiques.

3° FAVORISER L'EXPULSION DES CALCULS

Jusqu'au moment où les calculs ont provoqué de douloureuses coliques ou, du moins, de sourdes douleurs, la lithiase biliaire demeure ignorée. L'ictère indolent permet de la soupçonner : il n'autorise aucune affirmation. Il semble donc impossible de chasser les calculs sans provoquer, au minimum, une crise, une colique hépatique. Si, en réalité, l'expulsion du sable biliaire peut s'effectuer sans souffrances, on sait que tout traitement actif des cholélithes suscite des spasmes et des accès douloureux.

Je réserve la question de la colique hépatique dont j'aurai à m'occuper tout à l'heure, n'examinant ici que les phénomènes mécaniques de la progression des calculs.

Et d'abord cette progression est-elle toujours désirable ?

Certains calculs, surtout chez les personnes âgées, persistent indéfiniment dans la vésicule à l'état latent, ne causant ni douleur ni contraction expulsive. Contre ces calculs bien tolérés il n'y a pas à diriger de médication. Mais plus souvent, à un moment donné, les calculs s'engagent dans le canal cystique et les coliques commencent. Si l'on était certain de pouvoir les chasser immédiatement par des pression réitérées, du massage, de l'électrisation, il faudrait se hâter, malgré les souffrances exaspérées par de telles manœuvres, de les précipiter dans la direction du duodénum. Mais d'abord le succès de cette médication serait incertain ; ensuite on sait que les calculs sont multiples et qu'il est impossible de leur communiquer à tous l'impulsion libératrice. C'est donc aux procédés de douceur qu'on aura recours.

Notre médication a parfois pour effet de retarder la marche des calculs cystiques et même de favoriser leur retour vers la vésicule. La fausse sortie promet, pour l'avenir, de nouvelles coliques. Ce que les malades nous demandent avant tout c'est de les préserver de ce jeu de va-et-vient des calculs.

Pour ce qui concerne les calculs des canaux hépatiques les procédés de douceur constituent évidemment la thérapeutique idéale.

Si nous voulons agir sur l'intestin, il faudra se défier des purgatifs violents et des grandes irrigations. Les lavements froids, d'après la méthode de Krull, provoquent souvent de pénibles coliques ; Chauffard conseille de s'en abstenir chez les sujets soupçonnés de lithiase ou d'angiocholite calculeuse.

Parmi les cholagogues, que j'ai énumérés ailleurs et dont je ne reproduirai pas ici la liste, il faut choisir ceux qui peuvent s'administrer d'une façon continue et prolongée sans troubler la nutrition.

Le *salicylate de soude* est du nombre. Dujardin-Beaumetz prescrit à la fin du repas une cuillerée à dessert de la solution suivante :

Eau	250 gr.
Salicylate de soude	15 gr.

Le même médicament peut être administré en lavements plusieurs jours de suite, à la dose de 6 grammes.

Lépine reproche aux salicylates de congestionner le foie. Il leur préfère les benzoates et l'acide benzoïque.

Huchard donne l'*acide benzoïque* à la dose de 60 centigrammes à 1 gr. 20.

Les doses de benzoate de soude et le benzoate d'ammoniaque varient de 50 centigrammes à 2 gr. par jour suivant les cas.

La *térébenthine*, cholagogue et utile, en même temps, contre le catarrhe des voies biliaires, se prescrira en capsules ou en lavements.

La *glycérine* est donnée par Ferrand à la dose de 5 à 15 grammes par jour, dans un peu d'eau alcaline, comme prophylactique.

L'*huile d'olive* préconisée dans la colique hépatique est conseillée, à titre de médicament d'usage quotidien, par quelques médecins : un verre à bordeaux tous les matins ; on l'additionne de quelques gouttes d'essence de menthe.

Le *sel de Seignette* (tartrate double de soude et de potasse), conseillé par Trousseau comme cholagogue, ne peut être administré qu'à de rares intervalles. Trousseau en donnait 10 à 30 grammes.

Il n'en est pas de même du *bicarbonate de soude*, du sel naturel de Vichy, du sel naturel de Carlsbad, des eaux bicarbonatées fortes. Si ces eaux, qu'on fera boire chaudes, n'agissent pas comme cholagogues, elles régularisent les fonctions digestives et relèvent la nutrition. J'ai dit qu'elles alcalinisaient le sang et la bile.

La *bile de bœuf* est le meilleur cholagogue. Depuis longtemps on l'administre sous forme de bols, à la dose d'un à 4 grammes par jour.

Gubler, déclarant que l'estomac doit se révolter au contact d'un composé qui lui est étranger et dont il ne tolère pas le reflux venant du duodénum, conseille des capsules insolubles dans l'estomac, solubles dans l'intestin. C'est ici que les pilules salolisées trouveraient leur indication. Blanckaert prescrit trois pilules de 25 centigrammes d'*extrait* de fiel de bœuf à chaque repas. Dujardin-Beaumetz ajoute 20 grammes de fiel de bœuf à l'huile d'olive qu'il donne dans la colique hépatique. Pour fabriquer l'extrait de fiel de bœuf, on prend du fiel très récent, on passe à travers une étoffe de laine, on évapore à la chaleur du bain-marie jusqu'à consistance d'extrait ferme (Fonssagrives).

4° TRAITER LA COLIQUE HÉPATIQUE

Cette question mérite un tel développement que je me réserve de la traiter tout à l'heure dans un chapitre spécial.

5° TRAITER LES COMPLICATIONS DE LA LITHIASE BILIAIRE

Ces complications sont trop nombreuses pour qu'il me soit permis de consacrer à chacune d'elles une étude détaillée.

Je parlerai de celles qui surviendront au cours de la colique hépatique. C'est surtout la fièvre symptomatique de l'angiocholite infectieuse qu'il s'agit de combattre à ce moment.

Mais la fièvre se manifeste également en dehors des crises douloureuses et alors elle est, comme je l'ai indiqué ailleurs, intermittente ou rémittente. Elle nécessite l'antisepsie des voies biliaires.

La congestion hépatique doit être combattue au

moment des crises par la médication externe : saignées locales, révulsifs ; en dehors des accès, par les purgatifs, l'usage des eaux sulfatées sodiques et bicarbonatées sodiques, les bains alcalins.

Les abcès du foie sont beaucoup plus graves. Ici la médication est celle des infections biliaires. Parfois la chirurgie intervient. J'ai étudié ailleurs le traitement de la cholécystite aiguë.

La péritonite aiguë succède aux abcès. Le pronostic en est fort grave. Je dirai de même de la pyléphlébite suppurative.

Du côté des voies digestives, il faut signaler l'iléus réflexe, les vomissements incoercibles, l'obstruction de l'intestin par les calculs.

L'endocardite et la péricardite aiguës sont des conséquences de l'infection biliaire : sulfate de quinine, salicylate de soude.

La congestion pulmonaire, attribuée à une action réflexe, nécessite la révulsion sur le thorax.

En présence des fistules biliaires et de la migration anormale des calculs la médecine est généralement impuissante.

L'ictère chronique consécutif aux obstructions permanentes des voies biliaires nécessitera, dans certains cas, l'intervention du chirurgien.

CHAPITRE XVIII

Traitement de la colique hépatique.

J'ai dit que la colique hépatique était parfois le résultat de notre médication. La *colique thermale* est bien connue à Vichy et dans toutes les stations recommandées aux calculeux. La colique peut se produire sous l'influence d'une fatigue, d'une émotion, d'un effort.

Puisqu'elle révèle la mobilisation des concrétions biliaires et leur progression vers le duodénum, notre devoir n'est-il pas d'exalter les spasmes au lieu de les modérer comme nous le faisons d'habitude?

Oui, assurément, si, avec les spasmes, il n'y avait pas la douleur. Or ce que les malades nous demandent avant tout c'est de supprimer la douleur. Tant mieux si, du même coup, la progression des calculs est accélérée ; tant pis si elle s'arrête.

Les médecins qui ont voulu justifier la médication tempérante et anodine dans la colique hépatique se sont efforcés de démontrer théoriquement (Bourdon, Constantin Paul) et même de prouver par des expériences (Dujardin-Beaumetz, Audigé) que ces deux termes, spasme et douleur, n'étaient pas indissolublement liés, et que le meilleur moyen de transformer les spasmes douloureux et irréguliers en spasmes réguliers et utiles c'était d'administrer la morphine et le chloroforme. Laborde a été plus loin; ayant étudié l'effet des poisons tétanisants et comparativement l'effet de l'hydrate de chloral, du chloroforme et de la morphine, il a déclaré que ces derniers facilitaient la progression des calculs en immobilisant et en relâchant les canaux biliaires. Si la chose est vraie pour les canaux elle est assurément inexacte pour ce qui concerne la vésicule : nous avons besoin des contractions de cette dernière.

J'estime que la médication analgésiante se défend d'elle-même; elle peut se passer du plaidoyer des physiologistes. Quiconque a vu souffrir les lithiasiques, quiconque a vu les lipothymies, les défaillances, la syncope, saisira avec empressement cette arme bienfaisante.

D'ailleurs nous avons l'exemple des accoucheurs qui donnent du chloroforme sans crainte d'arrêter le travail des parturientes. Entraverons-nous, en les imitant, les contractions expulsives? Maîtriserons-nous plutôt l'antispasme nuisible? La chose est difficile à dire d'une façon précise. On ne discipline pas pas les muscles de la vie organique comme les muscles volontaires.

Calmer la douleur, telle est la première des indications thérapeutiques.

Parmi les médicaments qui s'offrent à nous, la première place appartient à la *morphine*. La morphine est le véritable anesthésique des voies biliaires. Prescrite à des sujets dont l'intolérance gastrique est évidente, elle a l'immense avantage de s'administrer par la voie hypodermique.

Donc dès qu'une colique hépatique d'intensité grande ou même moyenne se déclare, il n'y a pas à hésiter, il faut injecter sous la peau un centimètre cube de la solution suivante :

Eau distillée..................	10 gr.
Chlorhydrate de morphine..	0 10 centigrammes

Je ne vois pas l'utilité d'ajouter à la morphine le sulfate d'atropine, comme le conseille Dujardin-Beaumetz.

Au bout de 15 à 20 minutes, la douleur se calme, le malade éprouve du bien-être, de la tendance au sommeil ; bientôt il s'endort. Si l'apaisement procuré par l'injection semble insuffisant, on est autorisé à la renouveler au bout d'une heure ou de deux heures. Chez les personnes accoutumées à la morphine les doses seront plus fortes.

Quelques médecins, craignant l'arrêt des spasmes sous l'influence de la morphine, conseillent d'avoir recours immédiatement aux inhalations de chloroforme. C'est précisément dans l'énergie antispasmodique de la morphine que d'autres voient, au contraire, l'indication spéciale du médicament.

C'est seulement en cas d'insuccès de la morphine qu'il faut recourir, à mon avis, au *chloroforme*.

Trousseau cite une malade qui se contentait d'aspirer pendant un instant des vapeurs chloroformiques et renouvelait plusieurs fois de suite la manœuvre jusqu'à cessation de la crise. Si les coliques étaient sévères, ce subterfuge échouerait.

Le chloroforme anesthésique (chimiquement pur) ne doit pas être confié aux malades. C'est le médecin qui doit garder le flacon entre les mains et verser le liquide goutte à goutte jusqu'au moment où l'accalmie paraît acquise. Si l'excès de la douleur lui fait redouter une syncope, il ne doit pas quitter le patient ou plutôt la patiente, car c'est chez la femme qu'il aura le plus souvent à intervenir de cette manière ; il doit l'assister et attendre la terminaison de la crise ou des crises subintrantes.

Cl. Bernard proposait, comme procédé régulier d'anesthésie chirurgicale, l'injection de morphine suivie d'inhalations chloroformiques. Le chloroforme aura une efficacité singulière lorsqu'il sera administré, à titre de synergique, aux sujets préalablement morphinisés. Seulement il faudra prendre garde à l'accumulation des doses.

D'ailleurs je mentionne là une médication d'exception. Interrogez les praticiens le plus expérimentés. Combien de fois ont-ils été contraints d'avoir recours à ces procédés? Dans l'immense majorité des cas, la morphine bien administrée suffit.

L'*hydrate de chloral* est, d'après Laborde, l'adjuvant de la morphine qu'indique l'expérimentation physiologique. L'ingestion gastrique provoquerait des vomissements. Choisissons la voie rectale et formulons :

Décoction de guimauve......	150 gr.
Hydrate de chloral..........	3 —

pour un lavement tiède ; à conserver.

On peut ajouter quelques gouttes de laudanum.

Les suppositoires d'hydrate de chloral, contenant un gramme de substance active, agiront moins rapidement que les lavements.

Le *laudanum* est susceptible de calmer les douleurs et les crampes. On formulera le lavement :

Décoction de guimauve......	150 gr.
Laudanum de Sydenham....	15 gouttes

L'*extrait de belladone* et l'*extrait d'opium* peuvent être associés dans un suppositoire :

Beurre de cacao............	3 gr.
Extrait de belladone........	ãã 0 gr. 02
Extrait d'opium.............	

La *valériane* et ses composés ont été longtemps au premier rang des médicaments antispasmodiques. Trousseau préconisait la poudre de racine de valériane à la dose d'une à deux onces en 24 heures, la teinture à la dose de 10 à 40 gouttes. Nous substituons volontiers à ces préparations le valérianate d'ammoniaque (5 à 20 centigrammes en 24 heures) ou le valérianate de zinc (10 à 25 centigrammes par jour en pilules).

Le *valérianate d'amyle* serait, d'après quelques-uns, spécialement indiqué dans la colique hépatique : on peut prescrire pendant l'accès deux ou trois capsules contenant chacune 15 centigrammes de ce valérianate.

L'*éther sulfurique* a l'avantage de s'administrer, comme le chloroforme, en inhalations ; mais il agit moins rapidement que son rival. C'est à son action antispasmodique (Trousseau) qu'on peut attribuer l'efficacité du remède de Durande :

Essence de térébenthine......	10 gr.
Ether sulfurique............	15 —

Donner trois ou quatre cuillerées à café de ce mélange au cours de l'accès.

Durande prescrivait 4 grammes seulement, tous les matins, à titre de lithontriptique.

L'*antipyrine* produit souvent une sédation réelle, à la dose d'un ou deux grammes. On se rappellera qu'elle est incompatible avec l'hydrate de chloral et le salicylate de soude.

D'après Labadie-Lagrave, elle ne rend que de médiocres services quand on la donne par la bouche; il faut l'injecter sous la peau. On dissoudra à cet effet 25 centigrammes ou 50 centigrammes d'antipyrine dans un centimètre cube d'eau distillée, stérilisée.

La *phénacétine* et l'*exalgine* sont à rapprocher de l'antipyrine.

Le *salicylate de soude* mérite d'être mis au premier rang des remèdes utiles. J'ai parlé déjà à plusieurs reprises de ce médicament. Cholagogue, antipyrétique, antiseptique biliaire, il est aussi doué de vertus analgésiantes.

En 1890 Stiller, professeur à Budapest, rendant compte de cinq années d'expérience clinique, déclarait qu'à son avis nul remède ne pouvait lutter avec le salicylate de soude dans le traitement de la cholélithiase; et il invoquait, en disant la chose, l'avis conforme de plusieurs collègues. Sa manière d'agir est la suivante. En cas de colique hépatique, il prescrit quatre fois par jour un mélange ainsi composé :

Salicylate de soude.........	50 centigrammes.
Extrait de belladone........	1 —

pour une dose; à prendre dans un demi-verre d'eau alcaline et non pas dans le pain azyme. Souvent les douleurs disparaissent en deux jours; l'action est si sûre qu'on peut, en général, se dispenser de pratiquer des injections de morphine aux malades. En outre, le salicylate de soude a l'avantage de supprimer la fièvre.

Quelques mois plus tard, Germain Sée présentait, à son tour, le médicament comme un stimulant hépatique de premier ordre, même à doses modérées, et le recommandait aussi à cause de son action calmante.

Dans une discussion sur le traitement de la colique hépatique par l'huile d'olive à la Société médicale des hôpitaux de Paris, le 8 mai 1891, je crus devoir rappeler que le salicylate de soude était préconisé par plusieurs. En réponse, Chauffard s'exprima de cette manière :

« Le salicylate de soude est analgésique; il diminue les phénomènes douloureux et le spasme réflexe des conduits biliaires. Je l'ai donné souvent aux lithiasiques, à la dose moyenne de 2 grammes par jour, et il m'a paru avoir une réelle efficacité en diminuant la durée ou la violence des crises hépatiques et en éloignant leur retour. J'ajoute que le salicylate de soude est particulièrement indiqué dans les cas de coliques hépatiques fébriles. Plusieurs fois j'ai vu, sous son influence, s'éteindre la fièvre angiocholitique. »

Naunyn déclare qu'il a donné souvent le salicylate de soude, à la dose de 2 à 3 grammes, au début de la colique hépatique; les malades ont paru s'en trouver bien.

Malgré l'importance du rôle qu'il semble appelé à jouer, le salicylate de soude n'a conquis jusqu'à présent qu'une place modeste parmi les agents thérapeutiques dirigés contre la cholélithiase. Est-ce indifférence ou mépris de la part des médecins?

Pour mon compte, en dépit de l'estime que je professe pour ce remède, je dois reconnaître qu'il m'a fait éprouver quelques déceptions. J'ai publié (1), par exemple, un cas dans lequel, prescrit à la dose de

(1) *Médecine moderne*, 16 décembre 1893.

4 grammes par jour pendant sept jours, il n'a réussi ni à calmer les douleurs, ni à conjurer la fièvre, ni à faire disparaître l'ictère, ni à empêcher le retour des accès; pourtant sa tâche était facilitée par l'administration antérieure de l'huile d'olive et du calomel. C'était chez une femme de 34 ans. Même insuccès chez deux autres femmes récemment observées.

L'échec du salicylate de soude, dans des cas comme ceux-là, ne surprendra peut-être pas beaucoup les médecins qu'une connaissance approfondie de la colique hépatique a rendus sceptiques à l'égard des médicaments. Si je les fais connaître, ce n'est pas pour nuire au prestige naissant du remède, c'est surtout pour encourager mes confrères à expérimenter et à juger.

Le médicament est facile à manier et on peut m'accorder qu'administré avec prudence il est rarement nuisible. Pour les malades dont l'estomac serait troublé par lui, nous disposons de la voie rectale.

Voici la formule du lavement proposé par Erlanger :

Eau.....................	100 grammes.
Salicylate de soude......	6 à 8 —
Laudanum de Sydenham.	1 gr. 50.

à administrer à l'aide d'un tube en caoutchouc mou enfoncé à une profondeur de 20 centimètres environ, après avoir donné préalablement un lavement évacuant. Le laudanum est indispensable pour faire garder le remède.

Lemanski préfère les suppositoires au nombre de cinq à six par jour. Chaque suppositoire contiendra :

Salicylate de soude..........	1 gramme.
Beurre de cacao............	Q. S.

Les médicaments que je viens de passer en revue

possèdent, à côté d'autres qualités, des vertus antispasmodiques ou analgésiantes indiscutables.

Moins facile à expliquer est l'action de l'huile d'olive et de la glycérine, dont je vais aborder l'étude.

L'huile d'olive, administrée empiriquement depuis de longues années en Italie et dans le Levant, était déjà employée contre la colique hépatique par les médecins homœopathes des États-Unis, lorsque des praticiens anglais firent connaître les succès dont ils lui étaient redevables.

En 1887, Just Touâtre, médecin à la Nouvelle-Orléans, tenta de vulgariser en France la pratique des Américains ; il publia sa propre observation.

« Depuis dix ans, écrit Touâtre, j'étais atteint de calculs biliaires ; j'avais eu dans ce laps de temps huit accès de coliques hépatiques très violents, que je calmais médiocrement par les injections de morphine ou les inhalations de chloroforme. Ces accès ne duraient pas moins de trois ou quatre jours.

« Un de mes confrères de la Nouvelle-Orléans, le Dr J. Borde, avait donné l'huile avec le plus grand succès à trois de ses malades ; il me prévint de l'efficacité merveilleuse de cette médication, pour que j'en fisse mon profit personnel.

« Tout le mois de mai 1884, je souffris du foie.

« Le 6 juin, je fus pris de fièvre (39 degrés). Mon foie devint beaucoup plus douloureux. Anorexie, nausées, douleurs vagues à l'épigastre, urine acajou : j'étais en imminence de coliques hépatiques. Je pris le soir une pilule de 15 centigrammes de Blue-mass, et le 7, à 7 heures du matin, j'avalai douze cuillerées à soupe d'huile d'olive ; un quart d'heure après, je repris la même dose.

« Je me couchai sur le côté droit.

« A partir de 7 heures du soir jusqu'à minuit j'eus six garde-robes; les deux premières laissèrent sur le tamis 17 calculs du volume d'un gros pois, de forme conique, d'aspect jaune grisâtre, de consistance molle et friable, s'écrasant sous les doigts; les quatre autres donnèrent plus de 60 calculs, variant de la grosseur d'un pois à la grosseur d'un haricot, mais 5 ou 6 avaient le volume d'une olive et une teinte noirâtre.

« J'éprouvai un soulagement inexprimable. Les douleurs du foie et de l'épaule disparurent et mon foie, qui débordait les fausses côtes, rentra dans ses dimensions normales.

« Pendant trois ou quatre jours je fus en parfaite santé, mais, mon foie ayant recommencé à me faire souffrir, je compris que j'avais encore d'autres calculs. Je pris encore deux grands verres d'huile d'olive et rendis 18 calculs. Depuis lors je n'ai plus éprouvé le moindre symptôme attribuable à de la lithiase ».

Parmi les observateurs qui ont mis à profit les conseils de Touâtre, il convient de citer Prentiss, Zerner, Hœhling, Chauffard et Dupré, Rosenberg, Huchard, Bucquoy et Besançon, etc. Plusieurs fois les résultats obtenus furent satisfaisants. En 1890, Germain Sée comptait, sur dix observations personnelles, cinq succès remarquables : diminution immédiate des douleurs, expulsion presque immédiate de nombreux calculs ainsi que d'une masse de grumeaux d'acides gras condensés, guérison. L'année suivante E. Willemin relatait neuf cas favorables, et Chauffard, présentant à la Société des hôpitaux de Paris le travail de ce médecin, pouvait dire que l'huile d'olive avait continué à lui donner de bons résultats dans la colique hépatique. « Quelquefois cependant, ajoutait-il, j'ai échoué. Au lieu de donner l'huile à doses massives, comme je le faisais tout d'abord, je la donne maintenant à doses fractionnées, en plusieurs fois. »

« Les faits sont assez nombreux, écrivait Dujardin-Beaumetz en 1893, pour permettre d'affirmer que l'huile d'olive à hautes doses est un des meilleurs traitements des phénomènes douloureux déterminés par la présence des calculs. Elle arrête presque instantanément les douleurs aiguës et diminue la période pendant laquelle les malades présentent des douleurs sourdes, de l'abattement et du malaise. *Les insuccès constituent l'exception...* Avant de recourir aux injections de morphine, vous devez toujours faire prendre à vos malades atteints de coliques hépatiques 200 grammes d'huile d'olive, additionnée ou non de fiel de bœuf (20 grammes), en une seule fois... L'huile est bien supportée; les malades ne vomissent pas. Pour enlever le goût désagréable, il suffit de faire rincer la bouche des malades avec de l'eau additionnée d'eau-de-vie ou de jus d'orange. »

Pour moi, je ne compterai pas avant nouvel ordre parmi les enthousiastes de l'huile d'olive. J'attends encore ces résultats merveilleux annoncés par quelques médecins. Suis-je tombé sur une série défavorable? Chez les malades que j'ai traités par l'huile je n'ai pas observé une seule fois la jugulation attendue de la colique hépatique.

Dans plusieurs cas, mes clients ont vomi et lorsque, après une ou deux épreuves infructueuses, je voulais tenter de nouvelles expériences, ils me suppliaient de choisir un autre médicament. Aussi serais-je disposé à dire, en retournant la proposition de Dujardin-Beaumetz, que les insuccès sont la règle et les succès l'exception.

Quoi qu'il en soit, l'huile d'olive a mis souvent un terme aux souffrances; elle a fait avorter parfois une crise imminente (Willemin); elle a fait disparaître l'ictère. A-t-elle provoqué l'expulsion des calculs?

Il faut se garder de confondre avec les pierres biliaires certaines masses graisseuses mélangées aux matières fécales à la suite de l'ingestion de l'huile. Chauffard et Dupré les décrivent de la façon suivante :

« Les concrétions, en nombre considérable, généralement supérieur à cinquante, sont demi-solides, résistantes à l'action de l'eau, de forme irrégulièrement ovoïde, de couleur verdâtre ou blanc grisâtre, de volume variant de celui d'une tête d'épingle à celui d'une noix, de consistance molle, semblable à celle de la cire verte demi-transparente un peu ramollie par la chaleur, de densité inférieure à celle de l'eau. La coupe de ces concrétions révèle la disposition concentrique de leurs couches consécutives et le ton plus foncé de leur coloration verte à la périphérie. Étalées sur un papier-filtre, elles se dessèchent, se rapetissent, se rident à la surface, foncent en couleur, tandis qu'au-dessous d'elles s'étale et s'étend une tache d'huile grandissante. Vers le troisième jour, ces concrétions se brisent à la moindre pression entre les doigts, en laissant une sorte de petite coque fragile et d'une extrême minceur, exhalant une odeur fécale très accentuée.

« D'après l'analyse due à Villejean, ces concrétions renferment :

De la cholestérine		Traces
Des acides gras (surtout l'acide palmitique)		21.4 %
Des graisses neutres	Oléine	14.93
	Palmitine	63.67

« Si l'on compare ces chiffres à ceux que fournit, d'après Chevreul et Braconnot, l'analyse de l'huile d'olive :

Oléine	73 %
Palmitine	27

on voit que la matière grasse des concrétions diffère de l'huile par la présence des acides gras et d'une quantité considérable de palmitine.

« Il semble donc légitime de conclure que, sous l'influence du suc pancréatique, une partie de l'huile a été dédoublée en glycérine et en acides gras, et que cette décomposition a porté plus spécialement sur l'oléine en laissant une masse très riche en palmitine.

« La prédominance de l'acide palmitique permet également de supposer que cet acide est moins facilement absorbé que l'acide oléique. »

Les concrétions graisseuses seront faciles à distinguer des pierres biliaires pour des observateurs prévenus.

Si l'huile agit, par quel mécanisme?

Touâtre admettrait l'ascension de l'huile dans les voies biliaires et, à son contact, la dissolution des calculs. Or, Chauffard et Dupré n'ont pas eu de peine à démontrer expérimentalement qu'aucun des deux phénomènes ne se produisait en réalité.

Stewart, ayant reconnu ce dédoublement de l'huile d'olive en acides gras et en glycérine dont il a été question tout à l'heure, attribuait à la glycérine le pouvoir de susciter dans l'intestin une hypérémie et des contractions péristaltiques engendrant, à leur tour, un spasme efficace des canaux biliaires et de la vésicule. Si la chose est vraie, n'avons-nous pas avantage à donner d'emblée la glycérine?

L'huile elle-même est susceptible d'exercer une action réflexe; mais Willemin pense que cette action est modératrice des spasmes cystiques et canaliculaires, au lieu d'être excitatrice, puisqu'elle apaise les douleurs.

Quant à l'action cholagogue de l'huile d'olive, que j'ai discutée ailleurs, elle n'est accceptée que par Rosenberg. Ce n'est pas en la démontrant qu'on expliquerait les vertus sédatives du médicament.

En résumé, rien de précis.

La *lipanine* est préconisée par Senator, qui lui reconnaît une efficacité comparable à celle de l'huile d'olive. Ce médicament serait mieux toléré que l'huile.

La *glycérine* est recommandée par Ferrand qui nous la présente comme le remède par excellence de la lithiase biliaire; ce médecin donne pendant l'accès 20 à 30 grammes de glycérine. Elle exercerait une action réflexe sur les fibres lisses des voies biliaires, et serait, en même temps, cholagogue.

Je me garderai de décourager les médecins qui voudront s'adresser à ces médicaments simples et inoffensifs. Je leur dirai seulement : Ne comptez pas trop sur l'action calmante; avant de faire boire aux malades l'huile d'olive ou la glycérine, pratiquez une injection de morphine d'un centigramme, cela surtout si vous êtes forcés de vous éloigner de vos clients pendant quelques heures; sans cette précaution élémentaire, vous risqueriez de trouver, au retour, un flacon débouché, une seringue de

Pravaz....., et un confrère doucement empressé.

Les *topiques* sont généralement fort incommodes puisque le moindre contact, la moindre pression arrachent aux patients des cris de douleur. Certains malades cependant sont soulagés par les cataplasmes chauds, par l'ouate hydrophile imbibée d'eau chaude, par les sacs en caoutchouc remplis] d'eau chaude, par les linges chauds. D'autres, au contraire, réclament les compresses glacées ou la vessie de glace appliquée à l'hypochondre droit.

Les *onctions calmantes* peuvent être pratiquées à l'aide de l'huile camphrée chaude, de l'huile de jusquiame, de l'huile laudanisée.

Je prescris d'habitude le mélange suivant :

Huile de jusquiame.........	50 gr.
Laudanum de Sydenham.....	30 gouttes
Chloroforme anesthésique....	10 gr.

On s'en servira pour onctions, toutes les deux heures.

L'action analgésiante du gaïacol n'est pas négligeable. On pratique des badigonnages avec ceci :

Huile d'amandes douces.. ..	ãa 15 gr.
Gaïacol....................	

Les *bains tièdes* ne peuvent être conseillés qu'en cas de coliques hépatiques modérées. Dans les crises graves, les malades demandent à éviter tout mouvement, toute secousse et veulent conserver la liberté des attitudes que commande la douleur. Les bains sont, en outre, incompatibles avec l'usage de la morphine et des médicaments internes. Pour devenir efficaces ils doivent être prolongés. Portal conseillait de maintenir la température de l'eau à

32° ou 34°. Grasset ne craint pas de prescrire des bains d'une heure à une heure et demie, renouvelables, dans la colique franche, aiguë. Mon avis diffère absolument du sien sur ce point.

Les *révulsifs* ne seront autorisés que si la colique se prolonge plusieurs jours et mieux encore si elle se complique de congestion hépatique. C'est dans ce dernier cas surtout que les ventouses sèches, les ventouses scarifiées et même les sangsues auront leur utilité. Les vésicatoires agissent trop lentement pour être employés au début de la crise ; je leur préfère, si la révulsion paraît indispensable, les sinapismes qu'on peut renouveler, et les cataplasmes sinapisés. Les pulvérisations de chlorure de méthyle, faites directement ou à l'aide du stypage de Bailly, ont une action rapide et énergique.

Calmer les vomissements, telle est, après le soulagement apporté à la douleur, l'indication la plus urgente dans la colique hépatique, surtout chez les personnes excitables et chez les femmes enceintes.

Il importe d'abord d'interdire tout aliment solide ou liquide, même le lait et le bouillon. On n'autorisera que l'eau de Vichy glacée ou l'eau de Seltz glacée avec quelques gouttes d'essence de menthe. Le champagne, bien qu'étranger au régime habituel des cholélithiasiques, sera permis à petites doses. Les malades auront à leur disposition de la glace en fragments. On leur recommandera d'ingérer le moins de liquides possible.

Les inhalations d'oxygène m'ont rendu service dans plusieurs cas.

J'ai l'habitude de prescrire le *chlorhydrate de cocaïne* sous l'une des formes suivantes :

Eau distillée.................	5 gr.
Chlorhydrate de cocaïne......	0 gr. 05

On donnera cinq gouttes de cette solution deux fois par heure dans une cuillerée d'eau glacée.

Eau distillée.................	60 gr.
Chlorhydrate de cocaïne......	0 gr. 02
Sirop de menthe..............	40 gr.

On donnera tous les quarts d'heure une cuillerée à café de cette solution.

L'*eau chloroformée* mélangée à parties égales à l'eau distillée peut être donnée par cuillerées à café tous les quarts d'heure. Il faut se garder de la considérer comme pouvant remplacer la morphine en injections sous-cutanées ou le chloroforme en inhalations. Je ne la prescris, pour mon compte, que chez les sujets qui vomissent.

Je cite encore, pour mémoire, le *menthol* (une dose de 25 centigrammes toutes les 30 minutes, pendant deux ou trois heures), l'*oxalate* et le *valérianate de cérium* (5 ou 10 centigrammes en cinq ou dix doses).

Les *lipothymies*, le *collapsus*, les *syncopes* devraient être conjurés par les narcotiques si ces accidents résultaient uniquement de l'excessive douleur. Mais ils existent parfois sans que les malades aient ressenti de souffrances très vives ; on est donc forcé d'admettre un réflexe frappant le bulbe et les nerfs pneumogastriques. Il faudra toujours se préoccuper de l'état du cœur, du nombre et de l'intensité des contractions cardiaques. Si le cœur paraît faiblir, il faudra, la douleur ayant été d'abord combattue, stimuler l'organe à l'aide de la caféine injectée sous la peau. On aura recours au mélange de Dujardin-Beaumetz :

Eau distillée...............	3 grammes.
Benzoate de soude.........	1 —
Caféine....................	1 —

Les injections sous-cutanées d'éther, que je repousse lorsqu'il s'agit seulement de calmer la douleur, sont indiquées contre l'adynamie cardiaque.

On pratiquera des frictions sur toute la surface du corps ; on appliquera des sinapismes, des cataplasmes sinapisés ; on enveloppera les membres inférieurs dans l'ouate.

On administrera des boissons chaudes, des grogs chauds, du café.

La *fièvre*, extrêmement fréquente au cours de la colique hépatique, révèle l'angiocholite calculeuse, la résorption des agents septiques, l'infection biliaire. Inutile de s'adresser à la médication antithermique banale, inutile de donner, par exemple, l'antipyrine. Le sulfate de quinine ne serait utile que si l'on avait affaire à des paludéens.

Ici la véritable indication c'est de réaliser l'antisepsie des voies biliaires à l'aide du salicylate de soude. On se reportera à ce que j'ai dit de la médication antitoxique, des ictères fébriles, des angiocholites aiguës.

Après la crise, il faut se préoccuper de l'élimination des calculs biliaires. En trouve-t-on dans les déjections, on peut supposer que la période des accidents aigus est terminée, sauf récidives. N'en trouve-t-on pas, il faut prescrire un lavement purgatif ou même une purgation pour en précipiter l'expulsion.

Il convient de s'adresser aux purgatifs cholagogues : podophyllin, évonymin, rhubarbe, aloès, séné, coloquinte, calomel, ou plus simplement à l'huile de ricin, au sulfate de soude, au phosphate de soude. Mais j'insiste sur ce fait que les purgatifs prématurément administrés réveillent les douleurs sommeillantes et rappellent les crises. On agira donc avec une prudence extrême. On n'oubliera pas qu'un simple lavement purgatif peut susciter de vives douleurs. En cas de doute, on se contentera d'un lavement à l'eau de guimauve additionné de deux cuillerées à soupe de glycérine.

La conduite à tenir dépend d'ailleurs de la situation présumée des calculs.

Avons-nous l'ictère avec la décoloration des matières fécales? Les calculs sont dans le canal cholédoque ou dans le canal hépatique. Les cholagogues seront requis pour augmenter la pression dans le système des canaux d'excrétion du foie et chasser ces hôtes incommodes.

N'avons-nous ni ictère ni décoloration des matières? Les calculs ne sont pas sortis du canal cystique : ils sont enclavés dans ce canal ou retournés à la vésicule. Les cholagogues sont inutiles. Un simple purgatif pour balayer l'intestin et décongestionner le foie.

Avons-nous vu l'ictère et la décoloration des matières exister pour disparaître ensuite? Les calculs ont passé dans le duodénum. Ici encore les cholagogues sont inutiles. La térébenthine agira contre le catarrhe éventuel des voies biliaires.

La crise étant terminée, l'alimentation est permise. C'est le lait qu'il faut donner tout d'abord; on permettra ensuite le bouillon dégraissé, les légumes verts, les fruits peu sucrés. Les eaux alcalines sont indispensables. Pas d'alcool.

Les *crises prolongées* (coliques à répétition, coliques

subintrantes, état de mal hépatique) ne comporteront pas la suppression des aliments que j'impose dans les paroxysmes éphémères. Il faudra profiter des périodes d'accalmie pour administrer du lait ou du bouillon. En cas d'intolérance gastrique les lavements de peptone seront nécessaires chez les sujets affaiblis et cachectisés.

Chez les *femmes enceintes*, le traitement de la colique hépatique est particulièrement délicat. C'est là surtout qu'il faut modérer les douleurs, les spasmes, les crampes gastriques, les vomissements, car l'interruption brusque de la grossesse est à redouter. Il faut aussi protéger les malades contre l'affaiblissement, la dénutrition, l'adynamie; il faut, en conséquence, alimenter le plus tôt possible par voie buccale ou par voie rectale, relever les forces à l'aide des inhalations d'oxygène, du champagne, des toniques. On examinera l'urine avec soin au point de vue de l'albumine (1).

Chez les *enfants*, la lithiase biliaire est heureusement peu commune. Elle existe cependant. On se défiera des préparations opiacées et de la morphine. L'hydrate de chloral est indiqué de préférence aux autres médicaments. La belladone est permise.

Chez les *vieillards*, les coliques sont sourdes, les réactions douloureuses peu marquées en général. Manier avec modération les narcotiques et les antispasmodiques. Craindre l'adynamie cardiaque et le collapsus. Donner aussitôt que possible les toniques et les stimulants. L'hémorrhagie cérébrale est une des complications de la colique hépatique propres aux vieillards.

(1) L. GALLIARD. Colique hépatique et grossesse (*Presse médicale*, 24 fév., 1894.)

CHAPITRE XIX

L'hygiène et le régime dans la lithiase biliaire.

J'ai étudié en détail les indications thérapeutiques et l'action des remèdes. Il convient de jeter un coup d'œil d'ensemble sur le bagage de précautions hygiéniques et diététiques dont nous devons doter les personnes atteintes de lithiase biliaire et même les candidats à la lithiase.

Ici la prophylaxie et le traitement se confondent.

L'inaction et le repos prolongé sont favorables au développement des pierres biliaires. Chez les valétudinaires condamnés au lit par des affections chroniques l'exercice ne peut être prescrit, mais il est possible de pratiquer des frictions sur les membres, sur le dos, sur la poitrine et sur l'abdomen : l'hypochondre droit sera visé d'une façon particulière. Chez les autres on recommandera la gymnastique, les exercices du corps et surtout la marche au grand air.

Le jeu de la respiration doit être large, car il importe de favoriser par les mouvements rythmiques du diaphragme et du foie l'évacuation de la vésicule et des canaux biliaires ; il importe aussi d'introduire l'oxygène en grande quantité dans le sang, afin de favoriser la destruction des acides, l'élimination de l'acide carbonique, l'alcalinisation des humeurs, la dissolution de la chaux. La marche en montagne sera recommandée. Rien ne convient mieux aux scrofuleux, aux arthritiques, aux obèses. L'entraînement de la *cure de terrain* que je préconisais contre la surcharge graisseuse des viscères a une place nettement marquée chez les candidats à la lithiase biliaire. L'expérience apprend que dans les régions montagneuses les échanges respiratoires s'accomplissent avec une aisance qui n'existe pas à la plaine. L'air vivifiant et si souvent efficace de la mer ne peut rivaliser, à ce point de vue particulier, avec l'air des montagnes. Il n'y a de précautions à prendre que chez les cardiaques et les emphysémateux. Le médecin indiquera, dans chaque cas, l'altitude qui lui paraîtra convenable.

La marche doit être prescrite à jeun, le matin, et après la digestion faite.

Les femmes enceintes, chez qui la lithiase est si fréquente et si dangereuse, sont victimes de l'inertie du diaphragme et de l'immobilisation souvent nécessaire. Il faut leur ménager des cures d'air appropriées à leur situation.

Défendez les corsets, les ceintures serrées, tout ce qui gêne les mouvements diaphragmatiques.

Les affusions froides, les bains tièdes, les bains salés, et même, en été, les bains de mer sont utiles.

Il faut éviter la fatigue, le surmenage des muscles et aussi le surmenage du cerveau, puisque Flint a démontré que ce dernier avait pour résultat l'accumulation de la cholestérine dans le sang.

Il faut combattre la tristesse et l'ennui que Bouchard range avec raison parmi les causes de la nutrition retardante et consécutivement de la lithiase.

Les repas copieux introduiraient dans l'organisme un excès de cholestérine et une quantité de combustibles qui ne laisserait plus d'oxygène disponible pour l'oxydation des acides organiques. Donc les lithiasiques seront réduits à la ration d'entretien. Ils mangeront peu, et, comme ils doivent éviter la distension exagérée de la vésicule, ils ne mettront pas trop d'intervalle entre les repas. Je leur permets quatre repas par jour : un petit déjeuner le matin de bonne heure, un déjeuner à midi, un goûter à quatre heures après midi, un dîner à sept heures. Pas de souper. Pas d'irrégularités dans les heures de repas.

Le régime alimentaire a une importance extrême. Ne nous exposons pas au reproche d'avoir négligé le moindre détail dans les prescriptions diététiques.

C'est à l'abus des graisses qu'on rapporte généralement la fréquence de la lithiase biliaire dans les pays septentrionaux. Or il ne paraît pas démontré que la cholestérine en excès dans la bile dérive des graisses alimentaires. Aussi Bouchard autorise-t-il les graisses à doses modérées. Huchard et Dujardin-Beaumetz les permettent de la même façon.

Les viandes non surchargées de graisse peuvent être permises, d'après Bouchard, qui accorde la quantité d'aliments azotés réclamée par un régime normal. Dujardin-Beaumetz, au contraire, les défend absolument; il insiste sur l'exclusion des viandes putrescibles, du gibier, des poissons, des mollusques, des crustacés susceptibles d'introduire des toxines et de provoquer le catarrhe lithogène. Au même titre, il interdit la charcuterie. S'il était contraint à autoriser les viandes, il choisirait celles qui sont très cuites et gélatineuses : tête de veau, pieds de mouton, pieds de porc, bœuf à la mode, veau en gelée, fricandeau.

La rareté de la lithiase biliaire dans les campagnes est due probablement au régime végétarien prédominant.

J'accorde le bouillon à condition qu'il soit bien dégraissé.

Les aliments riches en cholestérine (cervelle, boudin, jaune d'œuf) sont préjudiciables. On permettra le blanc d'œuf.

Les fromages frais sont autorisés; les autres contiennent des toxines.

Les sucres et les féculents, proscrits par Bouchard, sont acceptés, en quantités faibles, par Dujardin-Beaumetz. Si nous repoussions absolument les féculents, la table des calculeux hépatiques serait pauvrement servie.

Les légumes verts sont autorisés d'une façon générale. Il faut cependant redouter les légumes franchement acides : oseille, tomate, asperge. Huchard interdit même les petits pois et les haricots verts.

Les fruits acides devraient être prohibés comme les légumes acides.

On se rappellera, d'après Bouchard, que si les végétaux verts et les fruits contiennent des acides et de la chaux, ils ont, par contre, l'avantage d'introduire en large proportion dans l'organisme un élément favorable aux lithiasiques : la potasse.

Les *pommes* méritent-elles la réputation qu'on leur a faite? Les affections calculeuses sont-elles, en réalité, *à peu près inconnues* (Gubler) dans les pays où l'on fait usage de cidre? Il faut faire une distinction entre le cidre, boisson fermentée, susceptible de faire naître la goutte et probablement aussi la lithiase, et la pomme mangée crue ou cuite, aliment recommandable.

La tisane de pommes reinettes est fort agréable, légèrement laxative, indiquée aux fébricitants, aux ictériques, aux sujets atteints d'état bilieux (Gubler).

« L'usage ne s'est pas établi, dit Gubler, de faire une cure de pommes, comme on fait une cure de raisins. La raison en est que les pommes fatiguent davantage l'estomac et que l'acide malique, même combiné à la potasse et à la soude, ne s'oxyde pas aisément. »

L'action lithontriptique de l'essence que contiennent les pommes a été supposée, mais non démontrée.

J'ai parlé ailleurs des cures de raisin. Elles sont utiles dans la congestion hépatique, la pléthore abdominale, la constipation habituelle. Elles font souvent engraisser. Leur indication ne s'offre que chez un certain nombre de lithiasiques. Elles ne sauraient remplacer jamais une cure hydro-minérale sérieuse.

Les liquides seront aussi soigneusement désignés que les aliments solides.

A côté du *lait* que tout le monde concède aux calculeux hépatiques, mais en leur recommandant de n'en pas faire abus (Millard), je ne trouve guère que le *thé* et le *café*. Le cidre n'est pas plus acceptable que la bière et le vin, malgré l'éloge qu'on en fait dans l'Ouest.

Aux personnes qui ne peuvent supporter la suppression absolue de l'alcool Dujardin-Beaumetz accorde un peu de vin blanc coupé avec de l'eau, ou encore une cuillerée à café d'eau-de-vie de bonne qualité dans un verre d'eau. Bouchard préfère le vin rouge.

Nuisibles entre tous sont les vins mousseux, sucrés, liquoreux ; nuisibles aussi les liqueurs, les sirops, les boissons sucrées et gazeuses en général.

Le choix des eaux a une importance capitale. C'est à la qualité défectueuse de l'eau de boisson qu'on peut attribuer la fréquence de la lithiase biliaire dans certaines régions. Il faudra donc soumettre l'eau de table à une analyse rigoureuse.

Les eaux séléniteuses sont nuisibles. Les eaux contenant une forte porportion de chaux sont nuisibles.

Les meilleures eaux d'usage pour les calculeux hépatiques sont les eaux faiblement minéralisées. Bouchard recommande l'eau distillée, qu'on aura soin d'aérer et que l'estomac supporte à merveille. « L'eau de citerne, dit-il, longtemps recherchée par les calculeux, utile dans la lithiase rénale comme dans la lithiase biliaire, ne devra pas être dédaignée. »

L'eau sera bue tiède ou chaude.

Les eaux gazeuses doivent être interdites. On défendra donc l'eau de Seltz et, parmi les eaux minérales naturelles, on choisira celles qui contiennent le moins d'acide carbonique libre. La Grande Grille de Vichy n'en contient que 0 gr. 908 par litre; le Sprudel de Carlsbad, 1 gr. 898; Saint-Jean de Vals, 0 gr. 425. Il est facile d'ailleurs de laisser dégager le gaz avant de boire.

Je reviendrai sur la question des eaux de table à propos des cures hydro-minérales.

CHAPITRE XX

Les cures hydro-minérales dans la lithiase biliaire.

Toute personne atteinte de la maladie calculeuse du foie, n'eût-elle eu qu'une seule colique, doit se résigner à faire ses malles et à gagner le plus rapidement possible une des stations dont je vais étudier les vertus.

L'indication est formelle.

Les cures faites à domicile ne vaudront jamais les cures effectuées en face des sources bouillonnantes.

Inutile de dire qu'on attendra, pour se mettre en route, la terminaison bien assurée d'un accès. Au milieu ou même au déclin d'un paroxysme, le médecin de la station thermale n'aurait à prescrire que le repos et la patience.

I — VICHY ET CARLSBAD

Lorsqu'il est possible d'instituer une cure minérale régulière il faut choisir, écrit Bouchard, des eaux chaudes qui, à ce titre, activent la nutrition, sont peu diurétiques et permettent, par conséquent, aux substances salines de séjourner longtemps dans la circulation et d'agir sur le foie.

Deux stations se disputent les faveurs des cholélithiasiques, l'une française, l'autre bohémienne. Elles méritent une étude détaillée.

Comme chacune de ces stations possède une source spécialisée, c'est de celle-là que je parlerai surtout. On trouvera dans ce tableau les éléments de comparaison.

	Grande Grille (Vichy)	Sprudel (Carlsbad)
Bicarbonate de soude	4.883....	1.208
— de potasse	0.353....	»
de magnésie	0.303....	0.166
de strontiane	0.003....	traces
de chaux	0.434....	0.321
— de fer	0.004....	traces
— de manganèse	traces....	traces
— de lithine	»	0.012
Sulfate de soude	0.291....	2.405
— de potassse	»	0.186
Phosphate de soude	0.130....	»
— de chaux	»	traces
Arséniate de soude	0.002....	»
Borate de soude	traces....	0.004
Chlorure de sodium	»	1.041
— de calcium	0.334....	»
Fluorure de sodium	»	0.005
Acide silicique	0.070....	0.071
Matière organique bitumineuse	traces....	»
Métaux divers	»	traces
Total des matières fixes	7.006....	5.516
Acide carbonique libre	0.908 ...	1.898
Azote	»	0.031
Total du gaz	0.908....	1.929
Thermalité	42°,50 ...	72°,5

On voit, d'après ce tableau, que la Grande Grille appartient au groupe des *bicarbonatées sodiques simples*, classe d'eaux minérales dont la France a, pour ainsi dire, le monopole exclusif, tandis que l'eau du Sprudel est une *bicarbonatée chlorurée et sulfatée*, à laquelle nous ne pouvons comparer rigoureusement aucune de nos eaux naturelles.

Dans la première, beaucoup de bicarbonate de

soude; dans la seconde, une quantité notable de sulfate de soude, un peu moins de bicarbonate de soude, un peu moins de chlorure de sodium.

Si l'on fait bon marché des autres divergences et même des proportions inégales d'acide carbonique libre (j'ai dit qu'il fallait interdire aux cholélithiasiques les eaux gazeuses), il ne reste plus à noter que la thermalité : 42°,50 à Vichy, 72°,50 à Carlsbad. Les buveurs de Carlsbad reçoivent l'eau dans des verres à anse, où ils la laissent refroidir pour la boire; pendant ce temps l'acide carbonique s'échappe.

Quels sont les effets produits par Vichy sur les sujets atteints de lithiase biliaire?

Écoutez Lasègue (1) :

Le premier effet qui se produise à Vichy dès les premiers jours est une amélioration sensible des fonctions digestives, soit que l'appétit renaisse, soit que la répugnance pour les aliments diminue. Ce symptôme d'amélioration est plus marqué s'il existe un peu d'ictère et plus prononcé chez les malades atteints de coliques hépatiques que dans toute autre maladie.

Les coliques hépatiques ne surviennent que rarement dans les premiers jours du traitement; sauf un peu de constipation, tout se passe bien jusque vers le milieu ou la fin du deuxième septénaire. C'est, en général, à cette époque, que les crises provoquées par le traitement se produisent en nombre variable et à intervalles irréguliers.

Le début des crises n'est pas toujours brusque. Les crises sont précédées parfois d'un malaise carac-

(1) Lasègue. *Études médicales*, t. II, p. 453.

téristique sur lequel les malades ne se trompent pas et qui leur inspire pour l'eau de Vichy une répugnance passagère.

Dès que la disposition aux crises a cessé et dès que le traitement thermal est repris, le malade éprouve un soulagement réel qui se traduit par la disparition progressive de l'ictère et par la diminution du volume du foie.

Si les crises hépatiques ont fait défaut, les accidents plus ou moins marqués qui se sont montrés vers le dixième jour de la cure sont suivis d'une amélioration soutenue, mais moins rapide que dans les premiers jours. L'appétit régularisé n'est plus aussi vif, la constipation continue ; l'appétence pour l'eau minérale persiste et ne diminue que vers le vingtième jour, vers le vingt-cinquième jour du traitement, quelquefois plus tard. Dès lors cette appétence fait place à une répugnance vraiment invincible.

Après la cure régulière de Vichy, le malade demeure sous l'influence du traitement pendant une période de deux mois environ. Chez les uns, l'amélioration, qui semblait nulle au départ de la station, se produit pendant cette période. Chez d'autres, les crises, qui ont manqué pendant la cure, se déclarent dans les deux mois qui suivent ; puis le malade est à l'abri pour quelque temps.

Aux sujets dont l'estomac est extrêmement dilaté et intolérant Frémont conseille avec raison des lavements d'eau de Vichy.

Faut-il continuer la cure à distance avec l'eau exportée?

Les médecins de Vichy recommandent de ne pas rester trop longtemps après la cure sans boire chez eux l'eau exportée. Ils prescrivent un ou deux verres le matin avant le repas ou dans l'intervalle des repas plutôt qu'à table, cela pendant dix jours; on s'arrête pendant quelques semaines, puis on recommence sous la surveillance du médecin.

D'après Lasègue, l'eau ne doit pas être mêlée au vin; il faut la donner plutôt avant qu'après le repas. On peut prescrire trois verres en six prises, et cela pendant plusieurs semaines, sans fatiguer l'estomac. S'il y a constipation, couper l'eau de Vichy d'un tiers ou d'un quart d'eau de Sedlitz. S'il y a diarrhée, ne boire l'eau qu'entre le déjeuner et le dîner ou encore substituer Pougues à Vichy. Reprendre la cure de boissons deux fois par an, de préférence l'été et en automne.

Faite à distance, la cure de Vichy perdra nécessairement de son efficacité. L'eau de la Grande-Grille (42°,5) doit être consommée chaude. Refroidie, et surtout mise en bouteilles, elle sera plus diurétique, moins agissante sur le foie; elle produira parfois la diarrhée. En chauffant la bouteille avant de boire on ne lui rendra qu'une partie de ses propriétés. Les inconvénients de l'exportation sont moindres pour l'Hôpital, qui est à 31°,5 au griffon, et pour les Célestins, qui sont à 14° seulement; ces deux sources se rapprochent beaucoup par leur minéralisation de la Grande-Grille. La source Mesdames, un peu moins minéralisée, a une température de 17°,5 au griffon. C'est l'Hôpital que Durand-Fardel prescrit, à Vichy même, pour éviter les coliques hépatiques que suscite la Grande Grille.

Il me reste à étudier les bains pris à Vichy. L'importance des bains est grande. Sénac a pu attribuer à leur emploi exclusif des effets curatifs sérieux dans la lithiase biliaire. Le bain, pris 30 minutes avant le repas, excite l'appétit. Les bains minéraux purs déterminent facilement de l'excitation, de l'insomnie. Il faut les donner à 34° (Frémont); trop chauds et trop prolongés, ils seraient nuisibles.

J'emprunte à Frémont les détails qui suivent :

Les bains minéraux de Vichy sont donnés, au grand Établissement, avec le mélange obtenu par les eaux de Mesdames, de la Grande-Grille et du Puits-Carré; aux bains de l'Hôpital l'eau de ce nom est sans mélange.

La contenance moyenne des baignoires étant de 300 litres, le bain minéral de Vichy renferme les principes suivants :

Bicarbonate de soude	1500 gr.
— potasse	105
— magnésie	91
— strontiane	1,2
— chaux	130 gr.
Protoxyde de fer	1,2
Sulfate de soude	87 gr.
Phosphate de soude	4
Chlorure de sodium	14
Silice	21
Arséniate de soude	0,75
Total	1955,15

Dans la pratique, on mélange souvent 150 litres d'eau simple au bain minéral.

La cure de Vichy peut se faire pendant une grande partie de l'année. C'est du 15 mai au 30 septembre qu'affluent les malades; mais le climat tempéré permet une arrivée plus hâtive ou plus tardive. En juillet et en août on peut souffrir de la chaleur. L'altitude est de 240 mètres.

Carlsbad reçoit les valétudinaires du 1er mai au 1er

octobre. Bien que l'altitude soit supérieure à celle de Vichy (374 mètres), le climat n'est pas rude. La température moyenne est de 14° pendant la saison. Il y a de l'humidité et des variations atmosphériques fréquentes ; souvent des vents du nord et du nord-ouest. Le pays est accidenté et riche en sites pittoresques.

Avant de faire boire aux cholélithiasiques l'eau du Sprudel, on les dirige pendant quelques jours vers le Mühlbrunnen (51°) ou la Felsenquelle (60°), dont la composition chimique est analogue.

L'eau du Sprudel, même à faible dose, occasionne une sensation de chaleur agréable au creux épigastrique et dans tout le corps avec de la moiteur et de l'euphorie. La sécrétion salivaire est stimulée ainsi que la sécrétion des glandes du tube digestif ; d'où la diarrhée. A haute dose (3 à 6 verres), l'eau provoque plusieurs évacuations dans la journée. Parfois, au lieu de diarrhée, on observe de la constipation.

Les effets du Sprudel sont à surveiller. Quand on verra survenir de la pesanteur d'estomac, de l'inappétence, du ballonnement abdominal, des nausées, des vomissements, de la constipation, des vertiges, de l'agitation, de l'insomnie, une sorte d'ébriété spéciale (*Sprudelrausch*), des troubles de la mémoire, on comprendra qu'il soit indispensable de suspendre la cure ou d'abaisser au minimum les doses ingérées.

C'est surtout lorsque les bains et les douches sont associés à l'eau de boisson qu'il faut redouter la congestion cérébrale. Les bains prolongés pendant plusieurs heures déterminent à la peau une *poussée* caractéristique. En général, ils ne doivent pas durer plus de 30 minutes. Même durée pour les bains de boues et les bains de vapeur. Les cataplasmes de boues semblent utiles pour combattre la congestion hépatique.

Lorsque les coliques ont été rappelées, ici comme à Vichy, par le traitement, on suspend la cure. Les bains ne sont plus donnés qu'avec l'eau de rivière. Les crises étant terminées, on constate des amas de sables biliaires mêlés aux déjections ; ou bien ces matières semblent saupoudrées d'une fine poussière blanchâtre.

L'eau du Sprudel est faiblement diurétique.

On exporte surtout le Mühlbrunnen (51°,4 au griffon) et le Schlossbrunnen (52°,9), qui se conservent bien et qu'on chauffe avant de boire. Si l'on veut administrer le sel naturel de Carlsbad (Sprudel) il faut prescrire la *poudre;* les cristaux ne sont que du sulfate de soude. La poudre contient 36 0/0 de bicarbonate de soude, 41 0/0 de sulfate de soude, 18 0/0 de chlorure de sodium.

Vichy et Carlsbad ont fait leurs preuves sur un nombre énorme de cholélithiasiques.

Sur quelles indications spéciales fonderons-nous le choix de l'une ou de l'autre station?

Il faut se préoccuper d'abord de l'état des voies digestives. « Les rapports étroits qui existent entre les affections chroniques de l'estomac et de l'intestin et celles du foie nous permettent de comprendre, dit Hayem, pourquoi les mêmes eaux conviennent d'une façon particulière aux unes et aux autres. Les sulfatées réussissent surtout dans les engorgements chroniques du foie consécutifs à la *gastrite* et à l'*entérite chroniques*. Le bénéfice qu'on en retire dans la lithiase biliaire est plus difficile à expliquer. S'agit-il d'une simple augmentation de la sécrétion biliaire, d'une modification dans la constitution de la bile, d'une action réflexe? Il est difficile d'émettre sur les diverses hypothèses une opinion motivée. L'action antiphlogistique de la médication paraît prendre, en tous cas, une certaine part à l'action thérapeutique. La décongestion du duodénum et du foie, l'assouplissement des voies biliaires et la fluidification de la bile sont propres à faciliter l'expulsion des calculs. »

Voici, d'autre part, l'opinion d'Hayem sur les bicarbonatées fortes : ces eaux, surtout à haute dose, ne conviennent qu'aux malades atteints de *gastrite hyperpeptique*. L'hypopepsie intense et l'apepsie contre-indiquent l'emploi des eaux alcalines à moins que celui-ci ne soit commandé par l'état de la nutrition générale. On ne doit, en effet, envoyer aux eaux alcalines fortes que les *gastropathes azoturiques*, et, dans certains cas, on pourrait se laisser guider dans le choix d'une station plutôt encore par l'état des urines que par les symptômes fournis par le tube digestif. La congestion chronique du foie et la lithiase biliaire sont tributaires des eaux bicarbonatées fortes.

D'après ces indications, Carlsbad conviendrait surtout aux viscéropathies congestives ; on y enverrait les malades atteints de gastro-entérite chronique nécessitant une médication laxative. Vichy serait réservé aux hyperpeptiques et aux azoturiques.

Aux *gastropathes hypopeptiques* et *hypoazoturiques* Hayem recommande les chlorurées bicarbonatées (Saint-Nectaire, Châtel-Guyon, Royat).

On sait que, dans la pratique, les cures de Vichy et de Carlsbad, avec emploi judicieux des diverses sources, répondent au plus grand nombre des indications.

Faut-il craindre que l'excès de soude dans le sang et les humeurs produise l'état que Trousseau désignait sous le nom de *cachexie alcaline?* Les médecins des stations thermales ont protesté contre le cri d'alarme de Trousseau en démontrant l'action reconstituante des eaux bicarbonatées sodiques, mais la critique a porté : ils ont renoncé aux doses exagérées qu'ils prescrivaient jadis et se sont efforcés de saisir d'une façon plus judicieuse les indications thérapeutiques.

C'est aux médecins qu'il appartient de diriger les cures, de graduer les doses, de modérer certains buveurs et de stimuler les autres, de conjurer ici les crises et là de les faire naître. Dans les stations thermales, comme ailleurs, ils doivent avoir la main légère et les doigts exercés.

Ils feront bien d'introduire dans l'hygiène des baigneurs une discipline qui manque trop souvent, surtout en France. Si les hôteliers comprenaient mieux leurs intérêts, ils soumettraient toujours le régime de la table à la surveillance des médecins. Dès lors l'alimentation serait en harmonie avec la médication, et les malades se déclareraient satisfaits.

II — LES AUTRES STATIONS

A. Bicarbonatées sodiques.

Vals se rapproche de Vichy par sa composition et sa richesse en bicarbonate de soude ; mais ses 80 sources sont toutes sans exception athermales (13° à 16°) ; elles sont plus riches en acide carbonique libre que celles de Vichy. Excellentes eaux pour l'exportation.

Bilin (Bohême) est comparable à Vals.

Neuenahr (Prusse Rhénane) est pauvre en bicarbonate de soude (un gramme par litre), mais la température de l'eau varie de 20° à 40°.

Montrond fournit 4 grammes de bicarbonate de soude par litre. Température 26°. Acide carbonique libre 1600 centimètres cubes, plus que Vichy et plus que Vals.

Andabre est peu minéralisée, froide, légèrement ferrugineuse.

Apollinaris est beaucoup trop riche en acide carbonique dissous et libre ; elle ne convient pas aux calculeux biliaires.

Le Boulou se rapproche de Vals à plusieurs égards.

Châteauneuf contient des bicarbonates de chaux, de potasse et de magnésie. L'eau est à 38° au « Grand bain chaud ».

B. Bicarbonatées calciques et mixtes.

Ici se trouve une série de sources faiblement minéralisées, recommandables malgré leur teneur en acide carbonique et en chaux parce qu'elles stimulent les fonctions gastriques et les mutations nutritives. Elles sont généralement froides. Je cite les principales.

Chateldon fournit 1 gr. 40 de bicarbonate de chaux et 1 gramme de bicarbonate de soude, de potasse et de magnésie. Eau froide.

Condillac, plus faible, est très exportée.

Pougues mérite une mention spéciale. Son eau est utile au plus grand nombre des dyspeptiques et des calculeux rénaux ou hépatiques ainsi qu'aux goutteux. Elle a une action tonique. Bonne eau de table.

C. **Bicarbonatees chlorurées sodiques.**

Châtel-Guyon est la seule de ces eaux qui fournisse du bicarbonate de chaux (2 gr. 17 par litre). Elle contient, en outre, un gramme de bicarbonate de soude, 1 gr. 50 de chlorure de magnésium, 1 gr. 60 de chlorure de sodium. Spécialement indiquée dans la pléthore du système porte ; évacuante et décongestionnante. La température des sources est de 24° à 38°.

Saint-Nectaire possède également des eaux chaudes ; à « Boëtte » le thermomètre marque 38°. Le bicarbonate de soude et le chlorure de sodium sont en quantité à peu près égale (2 grammes environ) au « Parc ». Ces eaux sont recommandées aux hypopeptiques et aux hypoazoturiques (Hayem).

Royat a des sources un peu moins minéralisées que Saint-Nectaire, et un peu moins chaudes. « Eugénie » a 35°. Utile aux goutteux, aux arthritiques, aux eczémateux, aux anémiques, aux dyspeptiques atoniques.

Ems est plus chaud, plus sodique que Royat, mais moins gazeux, moins lithiné, moins chloruré, moins ferrugineux. Stimule la digestion, la diaphorèse et la diurèse ; combat les catarrhes et les congestions viscérales.

Vic-le-Comte se rapproche de Royat. 32°,8 à « Sainte-Marguerite ».

D. **Sulfatées, bicarbonatées, chlorurées sodiques.**

C'est le groupe bohémien auquel appartient Carlsbad.

Marienbad, plus riche que Carlsbad en acide carbonique et en sulfate de soude (5 gr. par litre à « Ferdinands » et à « Kreuzbrunnen ») n'offre que des eaux froides. Station recommandée aux pléthoriques et aux obèses. Climat de montagne malgré la faible altitude (640 mètres), d'après de la Harpe.

Franzensbad donne également des eaux athermales avec beaucoup d'acide carbonique, moins minéralisées que les précédentes. Mêmes effets, mais avec plus de modération.

Les malades sont souvent envoyés à Franzensbad pour réparer les désordres produits par Carlsbad ou Marienbad.

E. **Chlorurées sulfatées.**

Brides-les-Bains n'a pas, comme les précédentes, le bicarbonate de soude, mais elle possède 1 gr. 80 de sulfate de chaux et 43 centigrammes de bicarbonate de chaux par litre. L'acide carbonique est en quantité presque négligeable. Température 35°. Purgative, décongestionnante, fondante.

Saint-Gervais peut être placée ici malgré son hydrogène sulfuré libre, d'ailleurs peu abondant.

Santenay est à 19° ; 5 gr. de chlorure de sodium, 3 gr. de sulfates (chaux, magnésie et soude), 92 milligrammes de chlorure de lithium. Utile aux calculeux goutteux.

Cheltenham (Angleterre) n'a que des sources froides : de 7 à 19°,5. Même composition à peu près que Santenay, sauf le lithium qui manque.

F. **Chlorurées sodiques gazeuses.**

Hombourg (10 grammes de chlorure de sodium) et *Kissingen* (6 grammes du même sel) fournissent du bicarbonate de chaux. Elles sont purgatives et décongestionnantes.

Salins-Moutiers, aussi riche en chlorure de sodium,

plus riche en sulfates, moins chargée d'acide carbonique, peut leur être comparé. Source peu visitée par les cholélithiasiques.

G. **Sulfatées calciques.**

Parmi les sulfatées calciques chaudes, il faut citer *Bagnères-de-Bigorre*, avec plusieurs sources (Reine, Salies, Salut, Foulon), *Capvern* et *Louèche*. Cette dernière station est à 1.410 mètres d'altitude ; d'après de la Harpe, l'air est tonique, la balnéation sédative.

Les stations à eaux froides sont recommandées aux goutteux et aux lithiasiques urinaires. La lithiase biliaire est heureusement modifiée cependant à *Contrexéville*, à *Martigny*, à *Sermaize*, à *Vittel* (légèrement bicarbonatées).

H. **Oligo-métalliques.**

Je ne trouve ici qu'*Evian*, dont les eaux sont froides et dont les effets sont comparables à ceux de la précédente série (un peu de bicarbonate de chaux, de soude et de magnésie, un peu d'acide carbonique libre); et *Thonon* minéralisée de la même manière, et peut-être aussi efficace quoique moins connue des médecins.

III. — RÉSUMÉ DES INDICATIONS BALNÉOTHÉRAPIQUES

Lithiase biliaire récente, sans association pathologique connue	Vichy.
L. b. récente, mais avec crises durables	Vichy, Carlsbad.
L. b. ancienne, avec ictère chronique...	Vichy, Carlsbad.
L. b. avec gastrite hyperpeptique et azoturie	Vichy.
L. b. avec gastrite chronique hypopeptique et hypoazoturie	Pougues. Saint-Nectaire. Royat. Châtel-Guyon. Ems.

L. b. avec mélancolie et hypocondrie...	Vichy.
L. b. avec pléthore abdominale, constipation, viscéropathies congestives....	Châtel-Guyon. Carlsbad. Marienbad. Franzensbad. Hombourg, Kissingen.
L. b. avec obésité..................	Marienbad. Franzensbad. Brides-les-Bains.
L. b. chez les goutteux sans lithiase rénale..............................	Vichy, Carlsbad. Santenay.
L. b. chez les goutteux avec lithiase rénale..............................	Vichy, Vals. Contrexéville. Vittel. Evian. Martigny.
L. b. avec albuminurie sans lithiase rénale..............................	Evian. Saint-Nectaire.
L. b. chez les diabétiques............	Vichy.
L. b. avec dermatoses arthritiques.....	Royat. Louèche-les-Bains. Saint-Gervais.
L. b. avec rhumatisme subaigu, neurasthénie, anémie	Bagnères-de-Bigorre. Royat. Ems.
L. b. chez les femmes enceintes, primipares..............................	S'abstenir.
L. b. chez les femmes enceintes, multipares, avant le 5e ou après le 8e mois.	S'abstenir.
L. b. chez les femmes enceintes, multipares, du 5e au 8e mois..............	Vichy.
L. b. chez les enfants de souche arthritique	Vichy. Pougues.
L. b. chez les vieillards non débilités...	Pougues. Evian.
L. b. chez les vieillards débilités.......	S'abstenir.

CHAPITRE XXI

Traitement chirurgical de la lithiase biliaire.

A. INDICATIONS

Les chirurgiens n'intervenaient jadis que contre la lithiase *compliquée;* grâce aux progrès de leur art, ils sont autorisés actuellement à traiter la lithiase *invétérée*, rebelle à la thérapeutique médicale.

Avant d'appeler le chirurgien, nous devons, cela va sans dire, instituer une cure rigoureuse, user largement du traitement hydro-minéral à Vichy ou à Carlsbad. C'est seulement après l'échec bien et dûment constaté de nos médications que nous avons le droit de recourir aux méthodes sanglantes.

Voici les circonstances à prévoir :

1° Occlusion complète ou incomplète du canal cholédoque causant l'ictère chronique ;

2° Hydropisie de la vésicule biliaire (rare dans la lithiase d'après Terrier et Hanot) ;

3° Empyème de la vésicule biliaire ;

4° Fistules biliaires permanentes ;

5° Vésicule remplie de calculs nombreux, irritable, intolérante ; coliques hépatiques fréquemment répétées, compliquées de cholécystite, d'angiocholite, de résorption septique ;

6° Occlusion intestinale par les calculs biliaires.

A la séance de l'Académie de médecine du 13 mars 1894, Dujardin-Beaumetz s'exprimait de la façon suivante : « On peut poser en principe que, chez tout malade atteint d'un ictère par rétention qui a résisté à tous les efforts d'une thérapeutique rationnelle, on doit intervenir par une opération. Cet ictère conduit, en effet, fatalement à une déchéance progressive et à la mort, et cela pour deux raisons : 1° par la rétention de la bile dans l'économie ; 2° par la disparition de ce même liquide dans l'intestin.

« Ce qui frappe surtout en pareil cas, c'est la rapide disparition du tissu adipeux et même de tous les produits contenant des substances grasses ou des substances cireuses. Cet amaigrissement, provoqué tout d'abord par la rétention biliaire, est, en outre, augmenté par les conditions défectueuses dans lesquelles se fait alors l'absorption intestinale. En effet, la bile n'arrivant plus dans l'intestin, ce dernier manque de l'alcalinité indispensable à l'action des ferments digestifs intestinaux, notamment des ferments pancréatiques dont l'action est triple (matières albuminoïdes, féculents et graisses). Ajoutons à cela que l'intestin ne peut pas, non plus, assimiler les peptones acides formés par l'estomac, attendu qu'ils ont conservé leur acidité. Or ils ne sont utilisables que lorsqu'ils ont été précipités à l'état de parapeptones.

« La conclusion, c'est que les malades meurent d'une indigestion pour ainsi dire continuelle, bien qu'ils mangent souvent avec un véritable appétit. S'ils sont jeunes et vigoureux et pourvus d'une forte réserve adipeuse, la lutte peut se prolonger pendant des mois ; mais, dans le cas contraire, l'échéance fatale arrive rapidement.

« La cause même de l'obstacle est un autre élément de pronostic. On sait aujourd'hui, grâce surtout aux travaux de M. Terrier, que, si la vésicule biliaire est très développée, la rétention de la bile n'est pas due à un calcul. Les calculs, en effet, malgré leur volume parfois considérable, laissent toujours suinter, entre eux et les parois biliaires, une certaine quantité de bile. On comprend donc que les ictères par rétention calculeuse puissent se prolonger des mois et même des années ; mais il n'en va plus de même si la cause de l'obstruction réside dans un rétrécissement du canal cholédoque (fibreux et inflammatoire, ou par dégénérescence de ce conduit et des organes voisins). On sait que, dans ces conditions, la vésicule peut être distendue au point de contenir 500 grammes et plus de liquide biliaire.

« Ajoutons, enfin, qu'aux causes de déchéance organique indiquées plus haut s'ajoute l'influence de lésions consécutives de la cellule hépatique, lésions qui rappellent celles de la cirrhose hypertrophique de Hanot.

« ..... Les succès chirurgicaux dans les affections biliaires sont aujourd'hui tels que les adversaires de l'intervention deviendront, pensons-nous, de moins en moins nombreux. Aussi sommes-nous persuadé que notre savant maître et collègue, M. Verneuil, modifiera, sans doute, en présence de ces faits nouveaux, l'opinion qu'il émettait encore il y a deux ans, à savoir que les affections hépatiques constituent une contre-indication à l'intervention chirurgicale. Je soutiens, au contraire — et par l'exemple — que cette intervention s'impose dans bien des cas. »

B. OPÉRATIONS A PRATIQUER

La *cholécystotomie* permet de vider le réservoir cystique. C'est l'opération la plus simple; elle peut être suivie du *cathétérisme* des voies biliaires.

La cholécystotomie *idéale* est l'opération dans laquelle la vésicule incisée est ensuite suturée et abandonnée à elle-même.

La cholécystotomie *en deux temps* s'exécute lorsque la vésicule est altérée et, risquant de se rupturer après suture, doit être fixée à la paroi abdominale.

La *cholécystentérostomie* met la vésicule ouverte en communication avec l'intestin, qui doit conserver le bénéfice du flux biliaire. C'est la seule opération rationnelle en cas d'oblitération définitive du canal cholédoque.

La *cholécystectomie* est une opération radicale, s'adressant aux vésicules altérées par une longue suppuration, traumatisées, gangrénées, fistuleuses, cancéreuses.

La *cholédocotomie* est destinée à débarrasser le cholédoque des calculs que la sonde, introduite par la vésicule et le canal cystique, ne saurait refouler.

C. RÉGIME ET TRAITEMENT CONVENABLES APRÈS L'OPÉRATION

C'est encore à l'exposé magistral de Dujardin-Beaumetz que j'emprunte ceci :

« Je suppose le malade opéré et guéri de l'opération. Dans quelles conditions nouvelles va-t-il se trouver au point de vue de la nutrition?

« Par suite de la création de la fistule biliaire les urines redeviennent normales et la coloration ictérique de la peau disparaît. Le tégument cutané subit alors une desquamation progressive, comparable à celle de la scarlatine. Il ne retrouve même sa coloration à peu près normale que lorsque l'épiderme s'est refait en entier. Les matières fécales ne se colorent que lentement et pendant quelque temps il y a des alternatives d'acholie et de polycholie. Quant au foie, il présente pendant bien des mois une certaine augmentation de volume et des troubles fonctionnels occasionnés, d'une part, par la rétention biliaire, d'autre part, et à un degré bien plus marqué, par l'infection des voies biliaires, les pénétrations microbiennes ayant toute facilité pour s'opérer par la fistule créée.

« Cette infection du foie se traduit par des accès de fièvre absolument analogues aux accès palustres avec leurs trois stades, et apparaissant à des époques plus ou moins éloignées (de cinq à dix jours).

« On constate aussi un certain degré de dyspepsie intestinale. Elle résulte de ce que la fistule biliaire ne s'ouvre pas près de l'ampoule de Vater. Le chirurgien, en effet, pour faire sa fistule, cherche parmi les anses intestinales celle qui peut être rapprochée du foie sans trop de tiraillements et sans constituer des brides, causes d'étranglement. Il en résulte que, sur l'espace plus ou moins long qui sépare l'ampoule de Vater de la fistule, la digestion est acide au lieu d'être alcaline; par suite, le suc pancréatique ne peut agir, dans toute cette zone, sur des aliments azotés, féculents ou gras.

« Pouvons-nous, par une médication appropriée, combattre ces différents troubles? Oui, dans une certaine mesure.

« Contre les phénomènes d'infection du foie et les

symptômes fébriles qui en résultent, l'antisepsie intestinale et la quinine donnent de bons résultats.

« Pour l'antisepsie intestinale — en dehors du régime — je conseille surtout le salol. On s'assurera seulement qu'il n'existe aucun désordre du côté des reins. Quant à la quinine, c'est le chlorhydrate que je préfère, soit en lavements, soit surtout en suppositoires pour éviter l'action irritante des sels de quinine sur l'estomac et l'intestin.

« Il est beaucoup plus difficile de combattre les symptômes résultant de la distance qui sépare la fistule biliaire de l'orifice pancréatique.

« Lorsqu'il existe des phénomènes d'hyperchlorhydrie, on emploiera le bicarbonate de soude et le régime végétarien. Théoriquement, il faudrait que le contenu stomacal devînt neutre et passât à l'état neutre dans le duodénum pour parcourir ensuite, à cet état, la distance qui sépare l'ouverture pancréatique de la fistule biliaire. On pourrait arriver à ce résultat, comme l'a dit M. Debove, en neutralisant le contenu stomacal par de fortes doses de bicarbonate de soude (15 à 20 grammes par jour) ; je l'ai essayé, mais les phénomènes dyspeptiques ont plutôt augmenté que diminué, et j'ai dû revenir à de petites doses (50 centigrammes à 1 gramme une heure après le repas).

« Inutile d'ajouter qu'il faut faire fonctionner la peau très activement (lotions et frictions).

« Malgré tout cela, les malades dont il s'agit ne devront pas espérer retrouver leur nutrition d'autrefois, mais enfin ils pourront vivre et même dans des conditions relativement favorables. La chirurgie leur aura donc rendu d'incontestables services. »

FORMULAIRE

1° Analgésiques et antispasmodiques

Ether térébenthiné

Essence de térébenthine	10 gr.
Ether sulfurique	15

Quatre grammes de ce mélange tous les matins. Contre la lithiase biliaire.

DURANDE.

Looch térébenthiné

Essence de térébenthine	12 gr.
Jaunes d'œufs	n° 2
Sirop de menthe	64 gr.
Sirop de fleurs d'oranger Sirop d'éther	} ãa 32 gr.
Teinture de cannelle	2 gr.

Trois cuillerées à soupe par jour.

RÉCAMIER.

Potion antispasmodique du Codex

Sirop de fleurs d'oranger	30 gr.
Eau distillée de tilleul	90
Eau de fleurs d'oranger	30
Ether sulfurique	2

à prendre en 24 heures.

Sirop de chloral........................	ãa 50 gr.
Sirop de belladone......................	
Sirop de morphine.......................	
Eau de tilleul..........................	70 gr.

Une cuillerée à café tous les quarts d'heure dans la colique hépatique.

Hydrate de chloral......................	4 gr.
Eau distillée...........................	100
Sirop de laitue.........................	50

à prendre dans la journée.

Chlorhydrate de morphine..........	0,02 centigr.
Chlorhydrate de cocaïne...........	0,01
Eau................................	150 gr.
Sirop de codéine...................	30

Une cuillerée à soupe toutes les heures dans la colique hépatique.

Eau distillée...........................	100 gr.
Sirop diacode...........................	50
Antipyrine..............................	2

Une cuillerée à soupe toutes les heures dans l'hépatalgie et la colique hépatique.

Antipyrine.........................	0,25 centigr.

en un cachet.

Donner dans la journée 8 cachets semblables pour calmer les douleurs hépatiques.

Salicylate de soude...............	2 gr.
Extrait de belladone..............	0,04 centigr.
Bicarbonate de soude..............	4 gr.
Eau distillée.....................	400

à prendre en 4 fois dans la journée.

Contre la colique hépatique.

STILLER.

Huile d'olive	400 gr.

à prendre en 2 fois à 30 minutes d'intervalle.

Contre la colique hépatique.

TOUATRE.

Huile d'olive	200 gr.
Cognac	30
Jaunes d'œufs	n° 2
Menthol	0,50 centigr.

à prendre en 4 ou 5 fois dans l'espace de 3 heures. Après chaque prise, on se lavera la bouche avec de l'eau vinaigrée et on boira du café noir très chaud.

Contre la colique hépatique.

ROSENBERG.

Glycérine	30 gr.

Contre la colique hépatique.

FERRAND.

Eau distillée stérilisée	10 gr.
Chlorhydrate de morphine	0,10 centigr.

pour injections sous-cutanées.

Eau distillée stérilisée	6 gr.
Antipyrine	2

pour injections sous-cutanées.

Lavements

Musc	} āā 1 gr.
Camphre	}
Jaune d'œuf	n° 1.
Décoction de graine de lin	250 gr.

BOUCHARDAT.

Assa fœtida	5 gr.
Jaune d'œuf	n° 1.
Décoction de guimauve	250 gr.

BOUCHARDAT.

Camphre .... 2 gr.
Jaune d'œuf .... n° 1.
Décoction de guimauve .... 250 gr.

TROUSSEAU.

Décoction mucilagineuse .... 200 gr.
Hydrate de chloral 4
Laudanum de Sydenham .... X gouttes.

Suppositoires

Beurre de cacao .... 11 gr.
Cire blanche 7
Hydrate de chloral 6

pour 6 suppositoires.

C. PAUL.

Beurre de cacao .... 3 gr.
Extrait de belladone .... } ãa 0,02 centigr.
Extrait d'opium .... }

pour un suppositoire.

SENAC.

Liniments

Huile de camomille .... 64 gr.
Essence de térébenthine 32
Laudanum de Sydenham 4

TROUSSEAU.

Baume de Fioravanti .... }
Alcoolat de menthe .... } ãa 10 gr.
Glycérine .... }
Chloroforme .... }

HUCHARD.

Huile de jusquiame .... 50 gr.
Laudanum de Sydenham .... XXX gouttes.
Chloroforme anesthésique .... 10 gr.

pour onctions à l'hypochondre droit.

Huile d'amandes douces .... } ãa 10 gr.
Gaïacol .... }

pour badigeonnages à l'hypochondre droit.

2° Antiémétiques

Potion de Rivière (Codex)

N° 1. —	Bicarbonate de potasse	2 gr.
	Sirop de sucre	30
	Eau	50
N° 2. —	Acide citrique	2
	Sirop de limon	30
	Eau	50

Faire prendre successivement une cuillerée de l'une et de l'autre bouteille.

Eau chloroformée à 1/100	ãa 20 gr.
Eau distillée	
Sirop de menthe	10 gr.

Une cuillerée à café tous les quarts d'heure.

Menthol ... 1 gr. 50

pour six cachets.

A prendre dans la journée.

Eau distillée de laurier-cerise	10 gr.
Chlorhydrate de cocaïne	0,10 centigr.

Prendre toutes les 30 minutes 5 gouttes de cette solution dans un peu d'eau glacée.

Valérianate de cérium	0,10 centigr.
Sucre en poudre	2 gr.

Mêlez et divisez en cinq doses. A prendre dans la journée.

3° Antiseptiques biliaires

Salol	ãa 10 gr.
Salicylate de bismuth	
Bicarbonate de soude	

En 30 cachets médicamenteux.

3 cachets en 24 heures. DUJARDIN-BEAUMETZ.

Eau distillée	100 gr.
Sirop d'écorces d'oranges amères	50
Salicylate de soude	4

Potion à prendre dans la journée par cuillerées à soupe.

Lavement salicylé

Salicylate de soude	6 gr.
Décoction de guimauve	150
Laudanum de Sydenham	XX gouttes.

Faire précéder ce lavement d'une irrigation destinée à vider l'intestin.

Suppositoire salicylé

Salicylate de soude	1 gr.
Beurre de cacao	3

pour un suppositoire. En user cinq semblables dans la journée; pour un adulte.

LEMANSKI.

Pommade salicylée

Acide salicylique	10 gr.
Lanoline	10
Essence de térébenthine	10
Axonge	80

pour onctions aux hypochondres, aux parties latérales du thorax, à la face interne des cuisses.

BOURGET.

4° Antiseptiques buccaux

Acide borique	25 gr.
Acide phénique	1
Thymol	0,25 centigr.
Eau	un litre

On ajoutera :

Essence de menthe....................	X gouttes
Teinture d'anis....................	10 gr.
Cochenille....................	Q. s. pour colorer
Alcool....................	100 gr.

A mélanger à l'eau en parties égales.

DUJARDIN-BEAUMETZ.

5° Antiseptiques gastriques

Eau bouillie....................	un litre
Acide borique....................	20 gr.

pour lavage de l'estomac.

Eau bouillie....................	un litre
Thymol....................	0,50 centigr.

Même usage.

Glycérine....................	100 gr.
Acide salicylique....................	2
Eau bouillie....................	un litre

Même usage.

6° Antiseptiques intestinaux

Salicylate de bismuth....................	ãa 10 gr.
Magnésie anglaise....................	
Bicarbonate de soude....................	

en trente cachets. Trois ou quatre par jour.

DUJARDIN-BEAUMETZ.

Naphtol β....................	15 gr.
Salicylate de bismuth....................	7 gr. 50

Mêlez et divisez en trente cachets. Trois à douze en 24 heures.

BOUCHARD.

Bicarbonate de soude	ãa 10 gr.
Benzonaphtol	
Salol	

Divisez en trente cachets.

DUJARDIN-BEAUMETZ.

Charbon végétal	30 gr.
Salol	10

Divisez en quarante cachets.
Un toutes les heures.

Calomel	1 gr. 50

en trois cachets.
En prendre un tous les deux jours.

Calomel	0,50 centigr.

en cinq doses.
Faire prendre une dose le matin, cinq jours de suite, en surveillant la bouche.

Acide lactique	15 gr.
Sirop de sucre	800
Eau distillée	200

à prendre en 24 heures.

HAYEM.

Pilules de Segond

Ipéca en poudre	0,40 centigr.
Calomel à la vapeur	0,20
Extrait d'opium	0,05
Sirop de nerprun	Q. s.

pour six pilules. Contre la dysenterie.

Pilules des frères Monard

Ipéca	0,60 centigr.
Calomel	0,30
Extrait d'opium	0,10
Gomme	0,09

pour neuf pilules. Contre la dysenterie.

7° Cholagogues

Eau	250 gr.
Salicylate de soude	15

Une cuillerée à dessert à la fin du repas.

DUJARDIN-BEAUMETZ.

Evonymin	ãa 10 centigr.
Savon médicinal	

pour une pilule.

Prendre deux pilules semblables le soir en se couchant. DUJARDIN-BEAUMETZ.

Extrait de rhubarbe	1 gr.
Podophyllin	ãa 0,30 centigr.
Aloès socotorin	
Savon médicinal	

pour dix pilules. Prendre une ou deux pilules par jour. HUCHARD.

Pilules hydragogues du Codex

Aloès des Barbades pulvérisé	ãa 2 gr.
Coloquinte pulvérisée	
Scammonée pulvérisée	
Miel liquide	6
Huile volatile de girofles	0,01 centigr.

Mêlez. Faites 40 pilules argentées.

En prendre 1 à 4 par jour.

Essence de térébenthine	0,10 centigr.

dans une capsule.

Prendre dix capsules en 24 heures.

Terpine	0,10 centigr.

dans une capsule.

Prendre six capsules en 24 heures.

Pilules térébenthinées du Codex

Térébenthine du sapin	40 gr.
Carbonate de magnésie	30

Faites des pilules de 20 centigr. On en prendra dix ou quinze dans la journée.

Lavement térébenthiné

Essence de térébenthine	6 gr.
Jaune d'œuf	n° 1
Laudanum de Sydenham	X gouttes
Eau bouillie	150 gr.

pour un lavement tiède.

Benzoate d'ammoniaque	0,50 centigr.
Sirop de tolu	20 gr.
Sirop de térébenthine	30
Eau distillée	100

à prendre dans la journée par cuillerées à soupe.

Benzoate de soude	āā 10 gr.
Bicarbonate de soude	

Mêlez et faites quarante cachets médicamenteux. En prendre six dans la journée.

Benzoate de lithine	āā 5 gr.
Benzoate de soude	
Phosphate de soude	10

Mêlez et faites quarante cachets. En prendre de quatre à huit en 24 heures.

Benzoate de soude	2 gr.
Sirop de polygala	50
Eau distillée	100

à prendre dans la journée par cuillerées à soupe.

Calomel	0,30 centigr.
Extrait d'opium	0,03

our quinze pilules.

En donner une tous les matins aux personnes atteintes de lithiase biliaire, dans l'intervalle des accès.

HUCHARD.

Calomel.....	2 gr.
Extrait de coloquinte...............	1
Miel liquide.....................	0,50 centigr.

Mêlez et faites vingt pilules.
En prendre deux ou trois dans la journée.

Pilules mercurielles simples ou pilules bleues

Mercure............................	2 gr.

Eteignez le mercure dans :

Conserve de roses......................	3 gr.

Ajoutez :

Poudre de réglisse......................	1 gr.

Faites quarante pilules.
En prendre deux ou trois par jour.

Extrait de fiel de bœuf.............	0,25 centigr.

pour une pilule.

Faites prendre 3 pilules semblables au déjeuner et 3 au dîner dans l'intervalle des accès de coliques hépatiques.

BLANCKAERT.

Extrait de fiel de bœuf récent............	18 gr.
Benzoate de soude.....................	2

Mêlez et faites 100 pilules salolisées.
En prendre 15 en 24 heures.

Huile d'olive..........................	200 gr.
Bile de bœuf récente..................	20

à prendre en une seule fois dans la colique hépatique.

DUJARDIN-BEAUMETZ.

Glycérine	5 à 15 gr.

à prendre dans un peu d'eau alcaline, tous les matins, pour conjurer les coliques hépatiques.

FERRAND.

8° Diaphorétiques

Acétate d'ammoniaque liquide	15 gr.
Sirop de menthe	50
Sirop diacode	50
Eau distillée	100

à prendre dans la journée par cuillerées à soupe.

Feuilles de bourrache	10 gr.
Eau bouillante	un litre

Faites infuser pendant une heure et passez.

Carbonate d'ammoniaque	5 gr.
Rhum	20
Sirop de sucre	30
Eau	100

à prendre en deux fois.

BOUCHARDAT.

9° Diurétiques

Teinture de boldo	1 gr.
Sirop de cerise	50
Oxymel scillitique	20
Eau distillée	100

à prendre par cuillerées à soupe, d'heure en heure, dans la journée.

Essence de boldo	0,10 centigr.

dans une capsule.

Prendre six capsules par jour.

Baies de genièvre	10 gr.
Eau bouillante infusée	200
Nitrate de potasse Acétate de potasse	} ãa 2 gr.
Oxymel scillitique Sirop des cinq racines	} ãa 30 gr.

à prendre en 24 heures.

Contre la cirrhose du foie.

MILLARD.

Acide hippurique	25 gr.
Lait de chaux	Q. s. pour neutraliser
Sirop de sucre	500 gr.
Alcoolat de citron	Q. s.

Quatre à six cuillerées à soupe de cette potion dans les 24 heures.

Contre la congestion hépatique.

POULET. — DUJARDIN-BEAUMETZ.

Baume de copahu	15 gr.

En donner quinze gouttes, trois fois par jour, dans de l'eau de laurier-cerise.

DUFFIN.

Résine de copahu	4 gr.
Poudre de réglisse	Q. s.

pour huit bols.

A prendre en 24 heures.

GUBLER.

Traitement du foie cardiaque

Calomel	0,20 centigr.

pour une dose.

Prendre dans la journée quatre doses semblables. A renouveler deux ou trois jours de suite.

JENDRASSIK.

Calomel.......................... 0,60 centigr.

pour une dose.

A renouveler trois jours de suite.

GERMAIN SÉE.

Infusion de raifort................	150 gr.
Oxymel scillitique................	30
Teinture de digitale...............	XXV gouttes

à prendre en deux ou trois fois dans la journée.

FORMULAIRE DES HÔPITAUX DE PARIS.

Digitaline cristallisée .... un milligr.

pour dix granules.

Prendre de un à quatre granules par jour.

Digitaline cristallisée soluble dans le chloroforme.....................	0,01 centigr.
Alcool à 90°......................	9 gr.
Glycérine.........................	6

Soixante gouttes de cette solution, en trois fois, dans la journée, chez les cardiaques asystoliques.

DUJARDIN-BEAUMETZ.

Caféine..............................	1 gr.
Benzoate de soude....................	1
Eau distillée.........................	3

pour injections hypodermiques.

DUJARDIN-BEAUMETZ.

10° Eméto-cathartiques

Sulfate de soude..................	32 gr.
Tartre stibié......................	0,10 centigr.

à dissoudre dans deux verres d'eau.

Ipéca à la brésilienne modifié

Poudre d'ipéca........................... 4 gr.

Faites bouillir cinq minutes dans :

Eau.................................... 300 gr.

Filtrez et ajoutez à la liqueur :

Sirop d'opium........................	} ãa 30 gr.
Hydrolat de cannelle.................	

à donner par cuillerées à soupe, d'heure en heure, aux dysentériques.

DELIOUX DE SAVIGNAC.

11° Laxatifs

Poudres laxatives

Magnésie calcinée.....................	} ãa 15 gr.
Crème de tartre.......................	
Soufre précipité......................	

Une cuillerée à café à chaque repas.

GERMAIN SÉE.

Follicules de séné passés à l'alcool, en poudre..............................	} ãa 6 gr.
Soufre sublimé.........................	
Fenouil en poudre......................	} ãa 3 gr.
Anis étoilé en poudre..................	
Crème de tartre pulvérisée..............	2 gr.
Réglisse en poudre......................	8
Sucre en poudre.........................	25

Deux ou trois cuillerées à café par jour.

DUJARDIN-BEAUMETZ.

Poudre effervescente du Codex (Sedlitz Powder)

Acide tartrique.......................... 2 gr.

Faites dissoudre dans un verre d'eau.

Ajoutez :

Bicarbonate de soude	2 gr.
Tartrate de soude et de potasse	6

Buvez au moment où l'effervescence se produit.

Pilules

Podophyllin	0.30 centigr.
Poudre de gingembre	0.50
Miel	Q. s.

pour dix pilules. En prendre une ou deux le soir en se couchant.

C. PAUL.

Extrait de fiel de bœuf	ãa 3 gr.
Savon médicinal	
Rhubarbe pulvérisée	
Extrait de pissenlit	Q. s.

Mêlez et faites cent pilules. Cinq à dix par jour.

HUFELAND.

Aloès	ãa 1 gr.
Extrait de coloquinte	
Extrait de rhubarbe	
Gomme-gutte	
Extrait de jusquiame	0,25 centigr.
Essence d'anis	deux gouttes

Mêlez et faites 20 pilules argentées. Une à trois au repas du soir.

TROUSSEAU.

Aloès	ãa 5 gr.
Scammonée	
Rhubarbe	
Emétique	0,50 centigr.

Mêlez et faites des pilules de 15 centigrammes. Une le soir.

DIXON.

Crème de tartre soluble..................	12 gr.
Eau bouillante...........................	150
Sirop de fleurs de pêcher................	50

à prendre dans la journée.

Lavements laxatifs

Eau chaude...............................	500 gr.
Sulfate de soude.........................	15
Glycérine................................	40

Décoction de guimauve....................	500 gr.
Miel de mercuriale.......................	50
Glycérine................................	30

12° Purgatifs

Bouillon d'herbes................	un litre
Tartre stibié....................	0,05 ou 0,10 centigr.

à prendre par demi-verrées d'heure en heure. Suspendre la médication, s'il se produit des vomissements.

Médecine de Napoléon

Crème de tartre soluble..........	30 gr.
Émétique.........................	0,025 milligr.
Sucre............................	60 gr.
Eau..............................	un litre

à prendre par verres. CORVISART.

Calomel à la vapeur....................	1 gr.

pour un cachet.

Tisane purgative du Codex

Feuilles de séné.........................	4 gr.
Fleurs de sureau.........................	ãa 2 gr.
Fleurs d'anis vert.......................	
Fenouil..................................	ãa 1 gr.
Bitartrate de potasse....................	

Mêlez; faites infuser pour deux tasses.

Limonade purgative à 40 grammes

Acide citrique	22 gr.
Carbonate de magnésie	16
Sirop de limon	70
Eau distillée	300

Eau-de-vie allemande

Jalap	20 gr.
Turbith	10
Scammonée d'Alep	80
Alcool à 60°	960

Donner 10 ou 15 grammes de ce mélange avec une dose égale de sirop de nerprun.

Scammonée d'Alep finement pulvérisée	1 gr.

pour un cachet.

Huile de ricin	30 gara.
Sirop de nerprun	
Sirop de menthe	20
Eau gommeuse	20

à prendre en une seule fois le matin à jeun.

Eau de casse des hôpitaux de Paris

Casse en gousse	60 gr.
Eau chaude	un litre

à prendre par verres dans la matinée.

Magnésie calcinée	8 gr.
Sucre blanc	50
Eau	60
Sirop d'orgeat	40

à prendre en une seule fois le matin à jeun.

Phosphate de soude	50 gr.

à dissoudre dans un demi-litre d'eau acidulée.

Sulfate de soude	ãa 20 gr.
Sulfate de magnésie	

à dissoudre dans un demi-litre de bouillon aux herbes.

Lavements purgatifs

Décoction de guimauve........................	500 gr.
Sulfate de soude........................	32
Miel de mercuriale........................	64

pour un lavement tiède.

Huile de ricin........................	40 gr.
Miel de mercuriale........................	60

Ajoutez :

Séné........................	15 gr.
Eau bouillante........................	500

13° Stimulants et toniques

Chlorhydrate d'ammoniaque	6 gr.
Sirop d'écorces d'oranges amères..	80
Eau distillée........................	100

à prendre par cuillerées à soupe dans la journée. Contre l'hépatite aiguë et la congestion aiguë du foie.

Acide chlorhydrique pur........................	6 gr.
Eau........................	850
Sirop de sucre........................	150

à prendre par verres en 24 heures.

Quinquina royal concassé........................	20 gr.
Écorce d'angusture vraie........................	5

Faites infuser pendant douze heures dans

Eau bouillante........................	500 gr.

Ajoutez :

Sirop de tolu........................	50 gr.
Acide sulfurique alcoolisé........................	2

à prendre par verres dans la journée.

BOUCHARDAT.

Extrait mou de quinquina	4 gr.
Sirop de gentiane	50
Teinture de cannelle	2
Eau gommeuse	100

à prendre par cuillerées à soupe en 24 heures.

Pilules toniques de Moscou

Extrait de colombo	ãa 0,05 centigr.
Extrait de gentiane	
Extrait de quassia amara	
Extrait de fiel de bœuf	
Poudre de réglisse	Q. s.

pour une pilule. A prendre après le repas.

Ecorce de quinquina gris	ãa 4 gr.
Ecorce de simarouba	
Racine de gentiane	

Faites bouillir dans un demi-litre d'eau.

Eau	500 gr.
Feuilles d'eucalyptus globulus	20 gr.

Faites infuser dans un litre d'eau.

Chlorhydrate de quinine	0,50 centigr.
Beurre de cacao	3 gr.

pour un suppositoire.

TABLE DES MATIÈRES

PREMIÈRE PARTIE

CHAPITRE III

CHAPITRE PREMIER

CHAPITRE II

CHAPITRE III

TROISIÈME PARTIE

CHAPITRE PREMIER

CHAPITRE II

CHAPITRE III

CHAPITRE IV

CHAPITRE V

CHAPITRE VI

CHAPITRE VII

CHAPITRE VIII

CHAPITRE IX

CHAPITRE X

CHAPITRE XI

CHAPITRE XII

CHAPITRE XIII

CHAPITRE XIV

CHAPITRE XV

CHAPITRE XVI

CHAPITRE XVII

CHAPITRE XVIII

CHAPITRE XIX

CHAPITRE XX

CHAPITRE XXI

FORMULAIRE

Paris. — Imprimerie F. Levé, rue Cassette, 17.

OUVRAGES DU MÊME AUTEUR.

D'UNE CAUSE FRÉQUENTE

ET PEU CONNUE

D'ÉPUISEMENT PRÉMATURÉ,

TRAITÉ DES PERTES SÉMINALES INSENSIBLES

A L'USAGE DES GENS DU MONDE.

Cet ouvrage, qui contient les causes, les symptômes, la marche et le traitement de cette grave maladie, est précédé de considérations générales sur l'éducation de la jeunesse, sur la génération dans l'espèce humaine, et sur les problèmes de la population et du mariage. Un choix d'observations de guérison termine le livre.

Sixième édition. — 1 vol. de 600 pages.

Prix : 5 francs.

TRAITÉ PRATIQUE

DES MALADIES DES FEMMES,

CONTENANT

Engorgements de matrice, Granulations,
Erosions, Ulcérations, Cancer,
Antéversion, Rétroversion,
Catarrhe utérin, Vices de conformation;
Chlorose, Hystérie, maladies des reins, de la vessie,
Syphilis, Flueurs blanches, etc.

Avec l'indication du meilleur mode de traitement de ces maladies; suivi de nombreuses observations de guérison.

1 volume de 700 pages

ACCOMPAGNÉ DE 180 FIGURES D'ANATOMIE

INTERCALÉES DANS LE TEXTE.

DEUXIÈME ÉDITION

Prix : 5 francs.

Paris. — Imprimerie Ad. Lainé, rue des Saints-Pères, 19.

www.ingramcontent.com/pod-product-compliance
Ingram Content Group UK Ltd.
Pitfield, Milton Keynes, MK11 3LW, UK
UKHW020314230726
13925UKWH00002B/398

9 782013 553568